# ÉTUDE

## SUR LE

# MÉCANISME DES ETATS PSYCHIQUES

## NORMAUX

PAR

## LE DOCTEUR A. DE SOUZA
De la Faculté de médecine de Paris.

## PARIS

IMPRIMERIE DE LA FACULTÉ DE MÉDECINE

A. DAVY, SUCCESSEUR DE A. PARENT

52, RUE MADAME ET RUE CORNEILLE, 3

—

### 1888

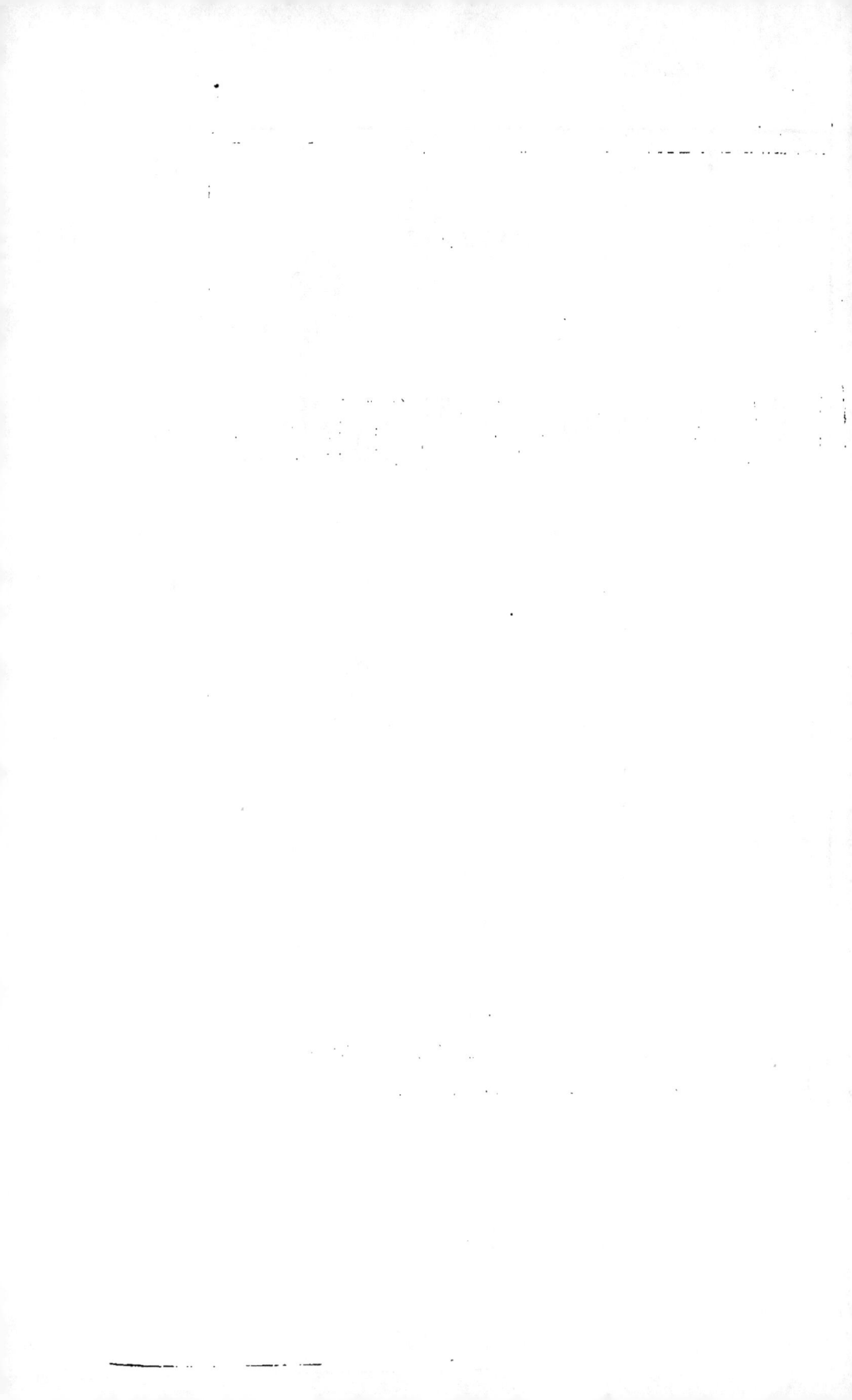

# ÉTUDE

SUR LE

# MÉCANISME DES ÉTATS PSYCHIQUES

## NORMAUX

## DU MÊME AUTEUR :

Note. — Sur la formation des éléments organiques artificiels.
Comp. rendus Société de biologie, n° 26, 1883.

— De l'abaissement de la température des fiévreux par
l'air ambiant, ibid, n° 16, 1886.

— De la pyridine en histologie, ibid, n° 35, 1887.

— Procédé rapide de coloration des bacilles tuberculeux
dans les crachats, ibid., ibid.

— Sur la présence d'un os pleural chez le cobaye, ibid.,
n° 37, 1887.

— Sur quelques antiseptiques nouveaux. (In études
expérimentales sur la tuberculose, tome I<sup>er</sup>.

# ÉTUDE

## SUR LE

# MÉCANISME DES ÉTATS PSYCHIQUES

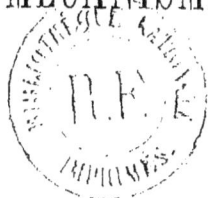

# NORMAUX

PAR

## LE DOCTEUR A. DE SOUZA

De la Faculté de médecine de Paris.

## PARIS

IMPRIMERIE DE LA FACULTÉ DE MÉDECINE

A. DAVY, SUCCESSEUR DE A. PARENT

52, RUE MADAME ET RUE CORNEILLE, 3

1888

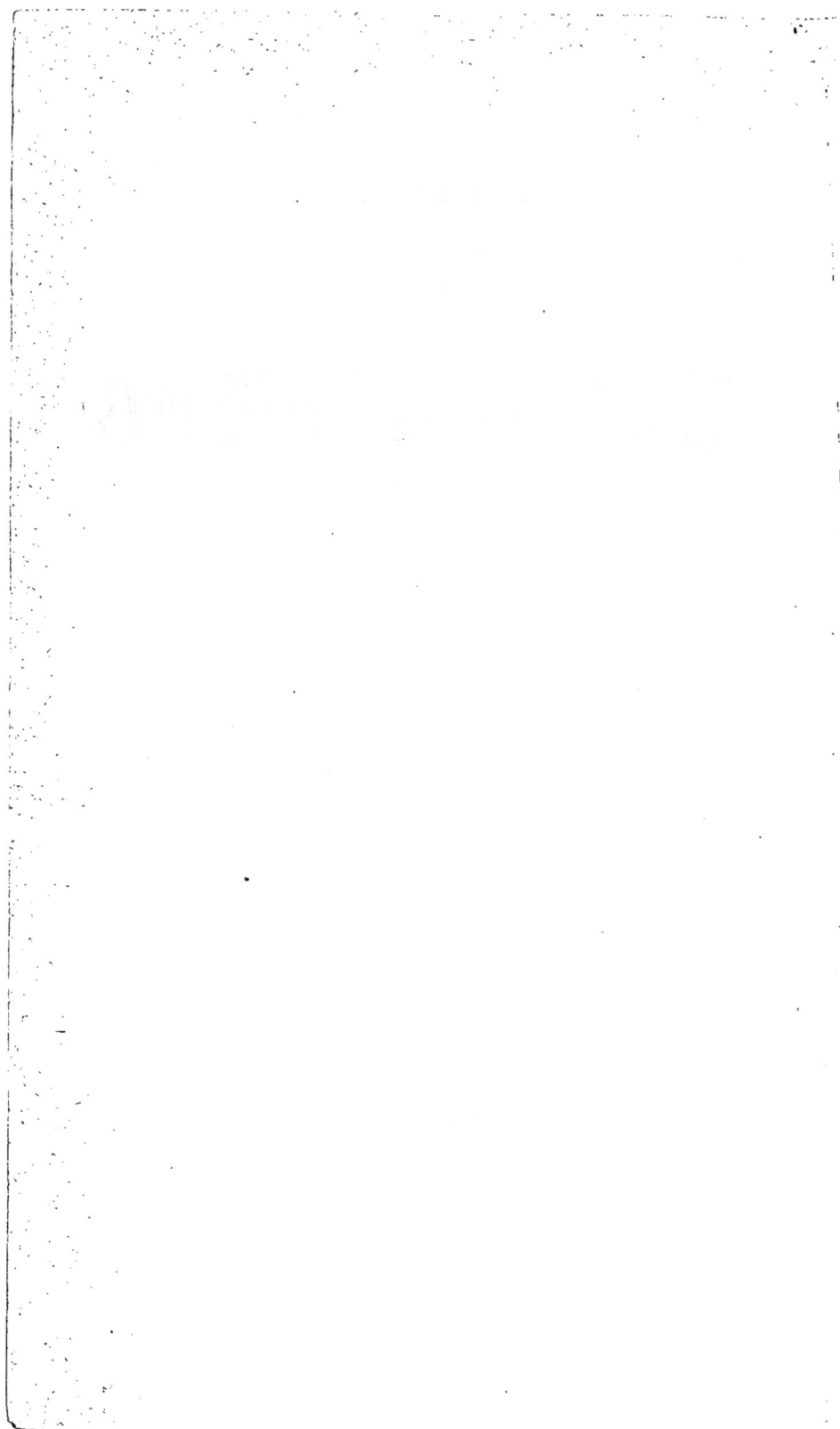

# ÉTUDE

SUR LE

# MÉCANISME DES ÉTATS PSYCHIQUES

## NORMAUX

---

## INTRODUCTION

> « Tout est intelligible dans le monde,
> tout est disposé pour être rationnellement
> compris.
> « L'inconnu est le rationnel qui devien-
> dra de la science un jour. »
> (CARO. — Cours inédits.)

Nous avions primitivement, le projet d'étudier, dans une revue d'ensemble, quelques-uns des principaux *mécanismes*, capables de régir la pathogénie de certaines maladies mentales et de quelques états pathologiques cérébraux, tels que la suggestion et l'hypnotisme.

Pour arriver à faire avec fruit ces études de pathogénie, nous acquîmes bien vite la conviction qu'il fallait chercher avant tout à avoir des idées plus complètes et plus claires sur les différents processus mécaniques qui régissent les principaux états psychiques à l'état normal.

C'est cette étude première que nous présentons pour notre thèse inaugurale, et nous tenons à bien faire remarquer que c'est un travail, non *de détail* et d'érudition dans le passé — mais un travail *de synthèse* et une tentative de vues sur l'avenir.

Pour nous excuser de la manière d'envisager notre sujet, nous dirons qu'actuellement la pathologie cérébrale, extrêmement riche de faits de tout ordre ; n'a que peu à gagner à une surcharge d'analyse de détail ; tandis qu'il semble, si nous ne nous abusons, qu'il est possible de tenter un nouveau pas en avant par des recherches d'ensemble, portant particulièrement sur le mécanisme des processus.

Loin de nous la pensée de croire que nos modestes efforts pourront beaucoup dans ce sens ; mais nous nous estimerons heureux s'ils apportent une contribution, si faible qu'elle soit, à ce but qui semble vrai et légitime et nous donnent à nous-même, pour des études pathogéniques ultérieures, un appui plus clair ou des voies nouvelles. Et si quelque chose peut appeler l'indulgence sur notre travail, c'est la sincérité entière, que nous nous efforcerons d'y apporter.

Naturellement, nous ne pourrons, à l'occasion de chacun des éléments sur lesquels nous nous appuierons pour étudier le mécanisme d'un processus particulier, faire une question détaillée de cet élément, qui pourra être physique, physiologique ou chimique, selon le cas. Nous serions entraînés ainsi à traiter une foule de sujets différents, qui n'entrent dans notre thèse que comme points de départ et, dont nous ne rappellerons que les données essentielles au passage en question. Même, afin de laisser plus clairement apparaître notre pensée, serons-nous forcé de dégager le plus possible le texte principal et de confier à des notes additionnelles le surplus de nos explications.

Quant à la possibilité et à la légitimité de ces études psycho-physiologiques, nous sommes heureux d'avoir à citer quelques paroles, prononcées par le professeur Charcot, à l'une de ses dernières cliniques : « Jusqu'à présent, dit-il, on s'est habitué à mettre la psychologie à part ; on l'enseigne au collège, mais c'est une psychologie à l'eau de rose qui ne peut servir beaucoup. Savoir que nous avons des facultés diverses, ce n'est pas bien utile dans l'application. C'est une autre psychologie qu'il faut créer, une psychologie renforcée par les études pathologiques auxquelles nous nous livrons. (Clinique du 17 janvier 1888). »

Et ce sont ces études pathologiques qui permettent d'établir, par un retour en arrière, des données fondamentales pour une compréhension rationnelle du fonctionnement psychique à l'état normal, fonctionnement qui, à son tour, creusé à nouveau à des points de vue spéciaux, pourra peut-être éclaircir singulièrement certains phénomènes pathologiques.

Le professeur Bouchard a insisté sur l'importance de la connaissance des causes et des mécanismes dans l'étude des maladies, et nous croyons fermement avec lui, que là est, surtout pour le présent, la clef des progrès futurs des sciences médicales.

Aussi nous restreindrons-nous uniquement a ce point de vue, d'une *étude des mécanismes* des **processus**

psychiques, car l'œuvre de nos maîtres tels que : Charcot, Vulpian, Brown-Séquard, P. Bert, Richet, Bern--
heim, Ball, Spencer, Déjerine, Feré, Hœckel, Wundt,
Bernstein et celle de philosophes tels que, Ribot, Binet,
Stuart Mill, Bain, pour ne citer que les contemporains ;
fourmille de faits psycho-physiologiques merveilleu-
sement observés et décrits, auxquels nous renvoyons
le lecteur, avide de descriptions étendues.

Et maintenant, quels procédés doit-on employer
pour arriver à cette connaissance des mécanismes
psychiques ? Les mêmes, croyons-nous, que ceux que
mettent en œuvre les pathologistes qui cherchent à
pénétrer les secrets des productions morbides ordinaires, c'est-à-dire l'interprétation rigoureuse des
faits et de leurs rapports soit entre eux, soit avec les
lois générales de la physiologie et les lois physico-
chimiques.

Dans ces conditions, l'énoncé pathogénique ne doit
être que la paraphrase des phénomènes, sans les
dépasser jamais, et l'intérêt consiste à trouver des
groupements de phénomènes tels que la lumière en
jaillisse nécessairement.

En psycho-physiologie, en plus des constatations
cliniques et expérimentales, on peut s'aider de *l'observation intérieure*, ainsi que l'ont si bien démontré
les maîtres de l'école psycho-physiologique actuelle,
les Richet, les Ribot, les Charcot, etc.; et encore, du
moins pour l'étude des mécanismes, tirer un certain
profit de l'assimilation de certains faits nouveaux des

sciences physico-chimiques modernes, même dans des branches extra-médicales, et avoir l'esprit dirigé aussi bien vers ces sciences que vers les sciences naturelles ou de physiologie pure.

En tous cas, et quelles que soient les conclusions auxquelles nous conduira chaque recherche de détail, nous chercherons a laisser parler les faits dans leur simplicité rigoureuse, scientifique, en écartant soigneusement toute idée de partipris, tout désir de polémique.

Si l'on ne trouve pas au début de ce travail un chapitre d'historique complet, c'est que le vif de notre sujet est déjà trop sérieux et trop étendu pour nous permettre ce qui ne serait qu'un remplissage, étant donné l'étendue si vaste que comporterait, à elle seule, l'histoire des travaux modernes en psycho-physiologie, et cela d'autant plus, que les auteurs se retrouveront facilement et dans la bibliographie, et dans le cours des développements et des citations.

Et nous serons soutenu dans notre tâche par les paroles du regretté philosophe que nous avons citées en tête de ce travail, et par l'espoir, bien scientifique que l'on y trouve, que les phénomènes, jadis les plus obscurs et les plus mystérieux, se dégagent peu à peu des limbes du passé, en nous découvrant une à une les lois qui les régissaient.

Il nous reste à adresser nos vifs remerciements à MM. les professeurs Gariel et Ch. Richet, qui ont bien voulu nous éclairer de leurs conseils et nous ouvrir leurs laboratoires, en nous guidant dans les expériences que nous y avons tentées.

M. le professeur Gariel nous a fait l'honneur d'accepter la présidence de notre thèse: qu'il nous permette de lui en exprimer toute notre reconnaissance.

# CHAPITRE I

Du fonctionnement et des modes de réaction des cellules vivantes en
général. Irritation de Haller. Ame cellulaire de Hœckel. —
Extension du mode réactionnel. — Propriétés spécifiques. Examen
de leurs divers facteurs. Leurs modes de disparition. Mort de
la cellule. — Etude particulière du tissu nerveux. — Chimie nerveuse. Conséquences générales.

L'étude approfondie des mécanismes réactionnels
cellulaires en général est la première que nous devions
faire, avant d'aborder celle plus complexe des assem-
blages de cellules. De plus, elle est extrêmement intéressante en elle même et la parfaite compréhension de
la possiblilité de ses arrangements infiniment variés
nous sera du plus grand et d'un indispensable
secours pour aborder les problèmes que nous chercherons à élucider par la suite.

Au reste, cette méthode de procéder consistant à
partir du phénomène choisi le plus élémentaire possible, dégagé, provisoirement et pour l'étude, de tout
ce qui, dans la réalité courante des choses, vient le
compliquer ou le modifier, est celle qui a donné
le plus souvent les résultats les meilleurs, celle qu'ont
employée des savants éminents dans les recherches les
plus diverses; celle que nous voyons journellement
appliquée avec tant de bonheur aux études de biologie
microbienne, dans l'enseignement si remarquable et

si fécond d'un de nos maîtres, M. le professeur
Duclaux.

Hœckel, considère toutes les cellules vivantes, depuis
l'amibe jusqu'à la cellule nerveuse, comme ayant une
âme, c'est-à-dire la faculté « de sentir les excitations
de diverses sortes et de réagir contre ces excitations
par des mouvements déterminés (1). » En somme, cette
conception, dégagée de sa forme un peu métaphysique,
nous paraît exacte et ne pas différer beaucoup, dans le
fond des choses, de la propriété pour les cellules d'être
irritables (2), de l'irritabilité cellulaire de Haller, de
Glisson et de Brown, admise par Ch. Richet (3). Au

(1) Hœckel, Psychologie cellulaire, p. 155.

(2) Il est intéressant de rappeler les principales manières dont les différents
maîtres expliquaient les propriétés vitales des tissus ou des cellules. Glisson
et Brown admettaient l'irritabilité ou l'excitabilité ; Hoffmann, une tonicité
propre à la matière, tandis que Stahl considère la matière comme absolument
inerte et ne devant son activité qu'à une force immatérielle : l'âme. Haller
constate la contractilité et la sensibilité, de même que Bichat qui les fait
dépendre non de la matière mais de son arrangement. Rostan reconnaît des
organes matériels disposés en vue d'une fonction, animés par une âme imma-
matérielle ; de même pour Bouchut, qui admet de plus un ferment matériel,
servant d'intermédiaire entre l'âme et les organes. On trouve ensuite ce que
Robin appelle « les propriétés vitales élémentaires », propriétés inhérentes et
spéciales à la matière organisée et l'idée de l'irritabilité nutritive et formative
de Virchow. Mais, comme dit Cl. Bernard, « la médecine expérimentale n'a
besoin de se rattacher à aucun mot systématique ; elle ne sera ni vitaliste, ni
animiste, ni organiciste, ni solidiste, ni humorale : elle sera simplement la
science qui cherche à remonter aux causes prochaines des phénomènes de la
vie à l'état sain et morbide.

(3) « Toute action qui modifie l'état actuel d'une cellule est un irritant d'une
cellule.» (Ch. Richet, Psychologie générale, p. 5) et, plus loin : « Il y a deux
modes de réponse à l'irritation, deux modes de mouvements. Il y a d'abord les
mouvements moléculaires intérieurs, chimico-physiques ou anatomiques, qui,
après une excitation, même très faible, se produisent dans le corps cellulaire
irrité. L'autre mode de mouvement est le phénomène, plus grossier, plus ac-

reste, il est bon de s'appesantir sur ce point et de voir de près comment peuvent se concevoir les phénomènes de l'irritation cellulaire.

Toute cellule vivante, quelle qu'elle soit, possède une ou plusieurs propriétés : c'est un fait d'observation Ces propriétés ne se manifestent, — du moins les principales, celles que nous avons appris à connaître tout d'abord, — que sous l'influence d'excitants *spéciaux*, particuliers d'ordinaire, à chaque espèce de cellule, et survenant du dehors. C'est encore un fait d'observation, depuis l'amibe englobant les granulations qui l'irritent, jusqu'aux fonctionnements spéciaux, déterminés chaque fois par un agent particulier, soit de la cellule musculaire, soit de la cellule rétinienne ou olfactive, soit encore de la cellule du foie.

La conception de l'âme cellulaire nous paraît donc devoir être plus simplement constituée par ce fait et ramenée à ces termes : la *possibilité* pour la cellule de la manifestation de ses propriétés, lors de l'influence de son excitant ordinaire.

De plus, ces propriétés sont spécifiques à chaque espèce de cellules et cette différence dans les propriétés ne peut tenir qu'à deux points : une différence dans les excitants ou une différence dans l'état constructif permanent ou momentané, des cellules. Constatons seulement en passant, que dans le cours ordinaire de la vie, ces facteurs sont dissemblables, généralement tous deux : la cellule musculaire est im-

cessible à nos sens, de translation, de déplacement, de contraction ou d'expansion. »

pressionnée par la vibration nerveuse, la cellule rétinienne par la lumière, la cellule olfactive par les
odeurs, toutes vibrations différentes ; de plus, la construction de ces cellules, leur aspect, leur composition
chimique montrent que leur nature intime ne paraît
pas identique. Il est vrai que l'on pourrait supposer
que les agents excitants ne nous paraissent différents
que par leur réception par des cellules de nature différente ; mais, cette hypothèse est contredite, par l'ensemble du contrôle des faits physiques, par exemple
les vitesses différentes de la lumière, du son, de l'électricité, etc.

Un exemple achèvera de faire comprendre notre
pensée. Voici le cylindre d'une machine à vapeur,
avec son jeu de tiroirs pour l'admission de la vapeur,
son piston, etc.

Ce cylindre, considéré seul, a un certain nombre de
propriétés, les unes accessoires, comme celles de la du-
reté, de la densité, les propriétés chimiques de la fonte
qui le constitue, etc.; l'autre principale, que l'on
peut appeler physiologique, au point de vue qui nous
occupe ; celle de chasser alternativement son piston,
lors de l'arrivée d'un excitant particulier ; qui est
la vapeur d'eau ou un fluide dilatable analogue.

Mais le cylindre considéré n'aura que ce fonctionnement principal : il ne roulera pas, il ne flottera pas
comme un bateau ou ne s'élèvera pas dans l'air
comme un ballon ; de par sa construction première,
qui ne lui permet de réagir que d'une seule manière fixe et bien déterminée. De même l'agent

excitant, le fluide élastique qui communique le mouvement ne donne ce mouvement particulier que par suite de la disposition spéciale du cylindre qui l'admet : reçu par d'autres organes, il donnerait des mouvements différents, resterait emprisonné dans des chaudières ou s'échapperait au dehors sans force. Enfin cet excitant spécial, ce fluide élastique sous pression est le seul qui puisse faire constater cette principale propriété du cylindre, c'est-à-dire la course alternative du piston. Nous pourrons, en effet, chauffer, électriser, frapper de mille manières ce cylindre sans obtenir ce fonctionnement normal, la manifestation de sa principale propriété.

Cette image, malgré sa grossièreté, représente cependant assez fidèlement ce qui se passe lors du fonctionnement d'une cellule quelconque. Elle agit, en effet, dans la limite de ses moyens, limite absolument déterminée, quant à la nature du phénomène produit, par la construction préalable de la cellule (plus médicalement, par son organisation) ; et, manifestation sous la dépendance d'ailleurs, de modes d'excitations spéciaux, d'ordinaire assez peu nombreux pour chaque espèce cellulaire.

Il y a plus : c'est la *fatalité du phénomène réactionnel*, c'est-a-dire que la cellule, étant à son état absolument normal et recevant son excitant habituel, réagira forcément et de la même manière ; de même que, dans le cylindre en parfait état, le piston ne peut pas ne pas être chassé par la vapeur introduite à la pression suffisante. Ce fait est évidemment vrai lorsque l'on considère les phénomènes avec la rigueur de l'énoncé ci-dessus. Considéré moins rigoureusement, il pourrait donner lieu à une étude générale des intermittences vibratoires (intervalles de repos), qui nous semble du domaine de la physique et des mathématiques et, en tous cas, non indispensable à notre sujet : aussi ne nous y arrêterons nous pas.

Remarquons d'abord que ces propriétés réactionnelles ne sont pas tellement particulières à la cellule en état de vie. Il y a d'abord les propriétés que nous avons appelés accessoires qui sont communes, à la cellule vivante normale et à celle qui vient de périr, c'est-à-dire la forme, la couleur, la densité, la conductibilité et les mille réactions chimiques de la matière constitutive de cette cellule.

De même, le cylindre, ayant une fissure à peine perceptible, sera privée de sa manifestation principale alors que son aspect et les réactions physiques et chimiques de sa fonte existeront encore.

La différence entre les propriétés accessoires et la propriété principale est que celle-ci est fonction d'un arrangement, d'un mécanisme construit de telle sorte que, ce mécanisme étant donné, tel phénomène peut se produire ; les propriétés accessoires sont les propriétés de la matière, indépendamment d'une forme préalable et non soumise à un réactif particulier.

Et encore cette notion est-elle ainsi trop schématisée et des transitions insensibles séparent dans la nature, les propriétés même fondamentales, d'un *organisme* ou d'une *matière*.

Ainsi voici un fragment de sélénium : il est médiocre conducteur de l'électricité. Envoyons sur lui un rayon lumineux: aussitôt sa conductibilité électrique augmente pour diminuer si nous le soustrayons à l'action de la lumière. Dans les mêmes conditions de la gélatine bi-chromatée deviendra insoluble, des sels d'argent noirciront, le cuivre chauffé conduira mal l'électricité ; phénomènes réactionnels, tantôt transitoires, tantôt permanents, toujours spéciaux à une seule matière ou à un petit nombre ; et, en somme, pas plus remarquables que, par exemple, la congélation et la volatilisation de l'eau ; avec cette différence que dans ce dernier cas, nous connaissons mieux le mécanisme intime du phénomène, que nous rattachons à des vitesses moléculaires différentes du corps considéré.

Et ces propriétés subsistent pour n'importe quelle parcelle de ce corps: sans condition de forme ni de grandeur. On pourrait appliquer la notion de l'âme de Hœckel, à n'importe quel fragment matériel sans sortir en réalité de sa définition. Chaque matière a ses attractions et ses indifférences propres et réagira toujours de même en présence de ses excitants particuliers. Ces propriétés réactionnelles tiennent-elles à des groupements moléculaires, à des positions relatives dans l'espace à des arrangements mécaniques différent, ou aux natures différentes des molécules; sont-elles physiques, chimiques ou mécaniques ? Peu importe, ces distinctions, tendant avec raison à s'effacer et à fusionner de plus en plus jusqu'au jour où les lois intimes de la matière, nous seront de plus en plus dévoilées.

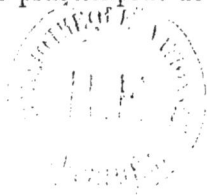

Est-il à dire, lorsque l'on revient à la cellule vivante, que sa propriété principale ne puisse tenir qu'à elle entière et que cette cellule divisée en fragments, chacun ne puisse avoir la même propriété, en supposant bien entendu qu'il reçoive son excitation habituelle ?

Par le raisonnement pur, ces deux hypothèses sont possibles et, quoique bien des choses nous portent plutôt à croire que la propriété principale de la cellule est aussi une propriété de sa matière ; néanmoins on peut aussi supposer qu'il est des cellules, auxquelles leur forme totale est nécessaire pour agir : de même que notre cylindre a par la forme spéciale donnée à la fonte qui le constitue acquis une propriété réactionnelle que sa matière ne possédait nullement tout d'abord.

Il est même probable que, de l'union de sa matière constitutive et de sa forme intime, la cellule ne puisse tirer des propriétés nouvelles ou, du moins des facilités particulières pour la réception de ses agents d'excitation, tout comme la fonte de notre corps de pompe.

D'autre part, l'expérience directe donne-t-elle des renseignements sur ce point particulier ? Il existe quelques expériences qui peuvent le faire supposer au moins pour certaines circonstances. Kuhne a réussi à faire contracter des fibres musculaires, désorganisées par broyage. Vulpian a constaté que des fragments de queues de têtard, détachées du corps de l'animal présentaient à la surface de section un bourgeonnement manifeste au bout de quelque temps. Nous entreprenons nous-mêmes quelques expériences que l'on trouvera dans un paragraphe spécial.

Quoi qu'il en soit nous croyons bon d'insister sur cette variabilité énorme des propriétés de la matière et sur les points d'origine, probablement aussi non moins nombreux de ces différences de propriétés; diversité pouvant tenir aussi bien à des causes inhérentes à la matière première considérée, qu'à sa disposition et à ses diverses formes; en y ajoutant encore la part d'autant de variabilités dans les excitants et dans leurs divers modes de réception.

Non moins nombreuses, seront aussi les diverses possibilités de disparition ou d'atténuation du mode réactionnel principal de la cellule.

Que la matière de notre cylindre se ramollisse, et la vapeur n'aura plus son point d'appui nécessaire pour faire progresser le piston ; que la garniture de celui-ci soit détruite et elle passera au travers ; que l'intérieur soit envahi par la rouille, et une résistance invincible s'opposera au mouvement ; que les orifices d'entrée soient bouchés ou que le tiroir ne glisse pas suffisamment et le fluide élastique ne peut accomplir sa tâche. Donc une quantité de moyens, et n'ayant aucun rapport entre eux, par lesquels peut se faire cette destruction de la propriété principale. S'il s'agit d'une matière, les voies de destruction de ses propriétés sont un peu moindres, mais encore considérables, et peuvent se ramener à deux classes principales: impuretés ajoutées à la matière ou difficulté dans la réception de son excitant. Et ce qu'il importe de bien reconnaître c'est que chaque cas particulier comporte une série spéciale de moyens divers, capables d'empêcher ses propriétés réactionnelles, série qui ne se rencontrera presque jamais identiquement la même pour des matières, des cellules ou des mécanismes différents.

L'analyse minutieuse de chacune de ces séries, est entièrement à faire lorsque l'on veut reconnaître les divers modes de disparition des propriétés d'une matière, d'une cellule, ou d'un mécanisme et cette étude est très capable de donner les résultats les plus différents, les plus variés pour chaque cas particulier ; fait qui ne surprendra pas, si l'on a réfléchi un peu sur les points exposés précédemment.

Il est possible que dans le cours ordinaire des choses un nombre plus restreint de moyens *surviennent* pour troubler les phénomènes réactionnels (autrement dit les phénomènes vitaux) des cellules, ou encore les réactions usuelles de la matière ; mais cela n'enlève rien ni à l'importance théorique de la notion précédente, ni même à son utilité pratique. La connaissance de maladies, d'états nouveaux aux nuances infiniment variées, la possibilité d'intoxications multipliées, avec leurs symptômes délicats et particuliers ; sont là pour le prouver surabondamment et faire supposer l'infinie variété des mécanismes en même temps que des moyens. Quant à la condition, généralement commune aux cellules de l'organisme, d'être dans un certain état de chaleur, d'oxydation permanente, de vie en un mot, pour être aptes à manifester leur propriété physiologique principale, il est nécessaire de remarquer que dans la nature, une quantité de réactions ne se produisent que lorsque les matières se trouvent en présence, dans un état déterminé par une force surajoutée, par exemple toutes les réactions chimiques qui ne se font qu'avec le concours de la chaleur, les phénomènes *physiques ou chimiques* qui ne se produisent qu'après le concours de la lumière, de l'électricité, etc.

On voit que ces conditions nécessaires en troisième lieu, à la possibilité des propriétés physiologiques des cellules, ne sont pas non plus tellement particulières à la matière vivante, et, au surplus, elles sont utiles à des degrés fort différents à ces mêmes cellules : témoins les muscles, qui se contractent très longtemps après la mort, les cellules du foie qui fabriquent encore du sucre après section et lavage préalable, etc.

Si maintenant nous examinons à quoi nous sommes arrivés, nous voyons que l'âme cellulaire de Hœckel, l'irritation de Ch. Richet, ne sont que la constatation d'une des propriétés de la cellule, propriétés nullement différentes en elles, des propriétés des matières inorganiques en général ; soumises, comme telles, à des conditions de production ou de disparition, toujours spéciales pour *chacun des cas particuliers considérés* et susceptibles d'être retrouvées par une minutieuse analyse dans chacun d'eux.

Nous pouvons aborder maintenant l'étude spéciale de la cellule nerveuse.

Cette cellule nous présente des phénomènes réactionnels qui lui sont, jusqu'à présent du moins, bien particuliers et dont on ne retrouve pas encore d'analogies suffisamment complètes, ni dans les matières inorganisées, ni dans des arrangements d'une matière quelconque. De plus, on ne sait si ces propriétés de la cellule nerveuse sont inhérentes à sa matière constitutive ou dépendent en outre d'un dispositif spécial de cette matière.

Quant à la nature plus ou moins spéciale des phénomènes réactionnels, nous venons de voir ce qu'il faut en penser et qu'il n'y a pas lieu de les considérer avec plus d'étonnement, au point de vue de la connaissance générale des phénomènes naturels, que les réactions de toute autre matière. On les étudie, comme tous les autres, par les principales manifestations qu'ils offrent à nos yeux, et l'enregistrement successif de ces manifestations sert à constituer, en même temps que l'analyse chimique et histologique, l'histoire naturelle de ces corps ou de ces matières.

Mais, il n'en serait pas moins très intéressant et aussi très commode, pour l'étude ultérieure du mécanisme intime des phénomènes nerveux, de leur trouver une analogie frappante dans le domaine physicochimique ordinaire, de connaître, en un mot, une matière ou un dispositif ressemblant à la cellule nerveuse par quelque propriété importante et sur laquelle nous serions absolument maîtres des conditions d'expérimentation et des variations, comme le chimiste devant la matière brute qui s'offre à lui, — expériences dans lesquelles on pourrait faire varier à loisir et étudier tout à son gré le rôle respectif et l'importance de chaque

facteur élémentaire, pour arriver à une connaissance
plus complète des phénomènes intimes : — tandis que
cette étude est si ardue et si lente ; si imparfaite dans
ses conclusions pathogéniques générales, par les procédés physiologiques, cependant bien délicats.

Approfondissons cette question et, pour cela, supposons qu'une telle matière existe.

Il est à remarquer que les propriétés analogues à
celles des cellules nerveuses qu'elle pourrait avoir ne
seraient tout d'abord guère visibles pour nous. En effet,
ce ne serait qu'en plaçant un tel produit dans les conditions ordinaires de fonctionnement du système nerveux, par exemple en l'excitant par *le choc* et consta-
tant son action sur un muscle, qu'il révélerait ses
propriétés.

On comprend donc facilement que de pareils phénomènes demandent à être cherchés avec intention et ne
fassent pas partie des propriétés constatées d'ordinaire
par les chimistes.

D'autre part la chimie cérébrale est peu connue ; cet
ensemble explique qu'une telle substance n'ait été
encore rencontrée et on conçoit toute la difficulté d'un
pareil problème.

Les auteurs mentionnent bien un grand nombre de
composés chimiques que l'on *peut retirer* du cerveau : ce
sont, avec des matières grasses et azotées, d'autres plus
spéciales : la cérébrine, la lécithine, le protagon, de la
neurine, de la cholestérine, des sels, de l'eau, etc. ;
les unes extractives, — matières de déchet —, les autres,

sur l'importance relative desquelles on n'est nullement
fixé (1).

Nomenclature intéressante en somme à un point de
vue purement rétrospectif; mais on pourrait rééditer
encore bien des années, les mots de lécithine et de protagon (2) sans faire progresser beaucoup la question.

De la connaissance de ces corps retenons ce fait seul
que le tissu nerveux est le seul de l'organisme qui
contienne une grande quantité de phosphore, combiné
aux matières azotées ou albuminoïdes d'une manière
quelconque, et qu'il est vraisemblable qu'il doit ses
propriétés spéciales à une combinaison chimique où ce
corps jouerait un rôle important, puisque c'est par le
phosphore surtout qu'il est différencié, au point de vue
chimique des autres tissus.

Or, les composés phosphorés, principalement les
composés complexes, qui probablement se rapprochent
de ceux qui peuvent faire partie de la matière nerveuse utile, sont, quoique déjà nombreux, incomplè-

---

(1) Voici une analyse du tissu nerveux, d'après Breed : Eau : en moyenne
832 parties pour 1000, dans la substance grise, 814 pour 1000 dans la substance
blanche. Les autres principes minéraux se répartissent ainsi : pour 100 parties
de cerveau on a : potasse, 32,42 ; soude, 10,69 ; magnésie, 1,23 ; chaux, 0,72 ;
chlorure de sodium, 4,74 ; phosphate de fer, 1,23 ; acide phosphorique combiné,
39,02 ; acide phosphorique libre, 9,15 ; acide sulfurique, 0,75 ; silice, 0,42.

D. Petrowsky a trouvé une proportion d'eau plus considérable que la précédente dans la substance grise, soit 80,60 0/0 d'eau dans celle-ci et 68,35 0/0
dans la substance blanche.

(2) D'après Liebreich, la lécithine et la cérébrine ne préexisteraient pas d'une
manière indépendante, dans la substance nerveuse vivante, mais proviendraient
de la décomposition d'un corps azoté et phosphoré appelé Protagon.

Diakonow et Strecker considèrent au contraire ce dernier comme un mélange,
peut-être une combinaison des deux premiers.

tement connus et très peu étudiés au point de vue de leurs propriétés physiques.

Néanmoins, il est préférable de s'occuper d'eux, — car on a en eux des composés purs; en tous cas non mélangés de la foule des produits accessoires ou d'extraction, qui accompagnent la substance de la cellule nerveuse utile, — et d'étudier à loisir leurs propriétés en voyant en quoi il serait possible de saisir des analogies dans les mécanismes chimiques.

En ne donnant à cet égard que de courtes indications, en raison du petit nombre de connaissances dont nous parlions tout à l'heure, nous avons à citer cependant un assez grand nombre de corps.

D'abord toute une classe de composés ternaires de phosphore, d'oxygène et d'hydrogène, étudiée par M. A. Gautier (1), intéressante à plus d'un titre; dans laquelle le phosphore paraît entrer en combinaison à l'état de phosphore rouge. Ensuite l'oxyde jaune de phosphore, de Le Verrier, formant, avec les bases, des sels se détruisant avec facilité, s'unissant à l'ammoniaque. Puis les oxychlorures, les sulfoxyphosphates et phosphites et les éthers de ces acides ; pour arriver surtout aux très nombreuses combinaisons azotées : le phospham $PAz^2H$, le phosphomonamide, le phosphodiamide et triamide, le sulfophosphotriamide $PAz^3H^6S$, l'acide phosphamique, monobasique ; des amides de l'acide pyrophosphorique étudiés par Gladstone ; d'autres dérivant de l'acide sulfophosphorique ; les

(1) Encyclopédie chimique de Frémy. Art. Phosphore.

amides de l'acide phosphoreux presque pas étudiés, le chloroazoture de phosphore PCl²Az insoluble dans l'eau, soluble dans l'alcool, le chloroforme.

Ces corps sont des amides, c'est à dire capables de reproduire l'ammoniaque et l'acide dont ils dérivent, en fixant les éléments de l'eau ; ce qui a lieu par l'action de l'eau et plus rapidement en présence des alcalis ou des acides.

Ces corps sont généralement blancs ou blancs jau- nâtres, souvent insolubles dans l'eau, souvent solubles dans l'éther, le chloroforme, l'alcool et, comme nous l'avons dit, peu étudiés au point de vue physique.

On voit que ce champ d'exploration est vaste. Il y aurait pour un chimiste à chercher, par l'étude des réactions détaillées de ces corps, ceux qui sont le plus susceptibles de faire partie de la constitution de la cellule nerveuse et les soumettre aux expériences de contrôle physico-physiologique dont nous avons parlé ; voir comment ils se comportent chimiquement vis-à-vis des alcaloïdes, des poisons du système ner- veux.

Pour nous, voici ce qui nous frappe en eux. Il est d'abord très probable qu'une combinaison phospho- azotée de ce genre forme le fond de la matière ner- veuse, par suite de la facilité et de la multiplicité de ces combinaisons et de la présence respective de ces divers composants : azote, sels, phosphore, etc., dans la matière nerveuse. D'autre part, des travaux récents ont bien fait voir la *plasticité* très grande du phos- phore ; plasticité qui lui permet d'entrer, comme les

corps de la famille du carbone, de mille manières dans
les combinaisons, de se souder à lui-même, etc. Circonstances facilitant, par conséquent, la mobilité des
combinaisons et des décompositions successives, principes de la vie, et donnant à celles-ci, par suite de la
présence de composés chimiques phosphorés (d'un
autre ordre, par conséquent, que ceux des autres matières albuminoïdes), des caractères spéciaux, où il
faut très probablement chercher ainsi que nous l'avons
dit, l'origine des *qualités de neurilité*. Et, en fait, les
corps dont on vient de lire la nomenclature sont généralement instables, se décomposent souvent et facilement par l'eau, à la température ordinaire. Leur couleur, leur solubilité n'ont rien d'incompatible, au
contraire, avec ce que nous connaissons de la substance nerveuse.

Et, pour bien se représenter comment se passent les
choses dans le processus chimique que nous étudions
spécialement maintenant, il est utile de bien marquer
le caractère de ces réactions, qui sont ce qu'on
appelle *des réactions limitées*, — surtout étudiées par
Berthelot et par Lemoine (1), — comme le sont d'ailleurs, probablement, toutes les réactions biologiques.

C'est-à-dire que, lorsque les produits d'une réaction
sont maintenus en présence les uns des autres (et ils
le sont toujours dans une certaine fraction de temps
et à un certain état de dilution, dans les échanges organiques) ; « une même limite, un même *état d'équilibre*

(1) Lemoine. Equilibres chimiques : Encyclopédie Frémy.

arrive à se produire, quel que soit au point de départ l'état considéré. (Lemoine, loc. cit.) »

Cette loi est importante à retenir: on sait aussi que des deux réactions inverses qui s'accomplissent *simultanément,* il y en a toujours une qui se produit avec dégagement de chaleur, l'autre avec absorption.

De plus, tout est mobile dans ces échanges : la quantité relative de chacun des composants en présence, *l'excès de l'un des sels,* l'état de repos ou de mouvement *le degré de la dilution, la pression,* la température etc., ont une influence considérable sur la vitesse et le sens de la réaction (1). On peut dire que le domaine vital est le lieu de choix, où ces notions des réactions limitées trouvent leur constante application, domaine où

---

(1) En d'autres termes, à un certain état d'équilibre correspond une certaine température, une certaine pression, etc., si celles-ci changent, l'équilibre change également. Le livre de Lemoine, et celui de Ditte sur les propriétés générales des corps ; sont d'excellents enseignements sur ce sujet.

On ne lira pas sans intérêt les lignes suivantes, empruntées à Ditte, p. 452, loc. cit., qui résument les idées précédentes.

« Ainsi, dit-il, l'étude approfondie de la combinaison, des circonstances dans lesquelles elle s'effectue, des divers phénomènes qui l'accompagnent, nous montre que toutes ces forces inconnues, état naissant, actions catalytiques, etc., toutes ces causes occultes, que l'on croyait présider aux phénomènes naturels, ne sont que des hypothèses inventées pour expliquer des réactions dont l'étude était imparfaite ; à mesure que les découvertes récentes viennent montrer les faits sous leur véritable jour et nous révéler les liens qui les rattachent les uns aux autres, les explications mystérieuses s'évanouissent devant les grandes lois de la nature. En même temps que nous comprenons mieux leur véritable caractère, les lois très simples qui étaient censées résumer des faits d'un certain ordre, dans un énoncé trop rigoureux, disparaissent elles-mêmes en tant qu'expressions mathématiques ; enfin les barrières factices qui semblaient séparer l'une de l'autre les diverses branches de la science, tombent elles-mêmes à leur tour. »

cet état d'équilibre délicat est la condition même de
l'intégrité desfonctions.

Donc, d'une part : dans les composés albuminoïdes ordinaires, une désintégration et une reconstitution
*lentes* (1) toujours des mêmes ordres de matériaux,(dont
il serait intéressant, de creuser davantage la nature
chimique; pour l'étude de la pathogénie biologique et
pathologique de chaque fonction spéciale); de l'autre,
dans les albuminoïdes phosphorés de la substance
nerveuse, des transformations analogues quoique un
peu différentes, bien plus *rapides* d'abord, ainsi que nous
l'avons vu, et plus capables, par conséquent de se prêter
aux genres de phénomènes nécessaires à son fonctionnement physiologique particulier.

Le résultat est-il de l'électricité ou un fluide spécial
nerveux? (2) Nous réserverons entièrement la question.
Et c'est avec intention, que nous ne nous arrêterons
pas au terme électrique précédent, car, malgré les analogies que l'on a trouvés entre le fluide nerveux et l'électricité, l'identité n'en est d'abord pas suffisamment éta-
blie et, ensuite, rien ne nous permet d'affirmer, dans
l'état actuel de la science, qu'il n'existe pas un mode
vibratoire autre que ceux que nous connaissons et

(1) La lenteur est un des caractères des transformations des substance
hydrocarbonées.

(2) Ou n'y a-t-il pas de fluide du tout et les services rendus seraient-ils
d'une autre nature, ainsi que nos études ultérieures semblent le montrer ?
Voir à ce sujet le mécanisme de la conservation du souvenir et la 2e série
de nos expériences.

plus ou moins différent ou plus ou moins voisin de ceux-ci. (G. Tait. Conférences sur les récents progrès de la physique.)

Quoi qu'il en soit de ce point, sur lequel nous aurons probablement occasion de revenir, nous ne regrettons pas de nous être arrêté un peu longuement sur l'examen de ce que la chimie (1) serait capable de nous fournir, pour la connaissance des mécanismes intimes que nous cherchons à pénétrer, car nous croyons que cette branche de la science peut, ainsi que nous avons essayé de l'indiquer, donner certains renseignements indispensables autant que féconds dans leurs résultats.

Malgré l'intérêt qu'une revue rapide des propriétés physiologiques du système nerveux présenterait, au point où nous en sommes, pour nos études ultérieures, nous ne pouvons l'entreprendre à cause de sa longueur et parce qu'elle n'apprendrait rien que de connu. Nous ne nous occuperons donc que des faits qui prêteront à une discussion intéressant directement notre sujet, ou de ceux qui pourraient servir d'exemples immédiats.

1) Nous aurons l'occasion de voir en temps et lieu l'influence des diverses dispositions anatomiques ou histologiques qui sont toujours « d'intérêt local », si l'on peut s'exprimer ainsi.

# CHAPITRE II

Nous sommes préparés par l'étude générale des propriétés de neurilité, à laquelle nous avons consacré
es pages précédentes, à aborder celle du mécanisme
psychique à l'état physiologique, qui va nous occuper
maintenant.

Cette étude se trouve déjà et très bien faite, surtout
au point de vue descriptif, dans les œuvres de Spencer,
de Ch. Richet, de Wundt, de Ribot, de Binet, etc. :
aussi ne ferons-nous que passer rapidement ne nous
arrêtant que sur les points particuliers qu'il semble-
rait utile d'éclairer à nouveau.

Dans le chapitre premier, la propriété nerveuse en
général nous occupait ; ici, nous ne sommes plus qu'en
présence de cette propriété considérée dans un organe
spécial, dans l'encéphale.

Un premier fait anatomique capital doit nous
frapper dans cette étude c'est l'état d'union parfaite
de toutes les cellules nerveuses soit entre elles, soit

avec les différents points de la périphérie d'où partent les diverses excitations sensibles.

On sait en effet que la cellule nerveuse émet, outre le prolongement de sa substance, qui va constituer le cylindre-axe, d'autres filaments nerveux semblables qui s'anastomosent en tous sens avec les expansions analogues des cellules voisines. C'est un réseau extrêmement multiplié et délicat de conducteurs nerveux réunissant toutes les parties et toutes les cellules nerveuses du cerveau et des divers systèmes sensibles du corps entier.

Ceci rappelé, passons de suite à l'étude du mécanisme de la conscience. Nous la plaçons avec intention avant celle des images et du souvenir, phénomènes que nous accepterons provisoirement et considérerons comme connus, car il nous retiendront beaucoup plus longtemps.

« Le mot conscience, dans son sens psychologique, indique la connaissance du moi et l'affirmation du moi (Ch. Richet, loc. cit) ». Est-ce quelque chose de spécial au point de vue du siège et du mécanisme physiologique ? « Y a-t-il un siège unique, ou des sièges multiples, ou une dissémination de la conscience à toute la périphérie du cerveau? Tout cela est possible, quoi qu'on en ait dit, si l'on admet que ce centre unique est relié étroitement à tous les centres sensitifs et moteurs. Mais ce centre lui-même, que peut-il être, sinon un groupe de cellules, ou plusieurs groupes de cellules qui, étroitement liées l'une à l'autre, se succèdent réciproquement dans leur action?Nous voguons

on le voit, en pleines hypothèses, sans aucune vrai-
semblance d'arriver à un terrain solide. Rien de plus
mystérieux, de plus profondément inconnu (ibidem).

S'il est vrai que la physiologie ordinaire ne donne
pas, par elle seule, la réponse directe à ces questions, nous pensons qu'un certain nombre de faits les
résolvent toutefois avec une rigueur suffisante. Po-
sons, en effet, la proposition suivante : pour qu'il
y ait conscience, *il suffit* qu'il y ait évocation,
vue intérieure rapide, de plusieurs souvenirs, de
plusieurs images quelle qu'en soit du reste la nature,
sous la seule réserve de certaines conditions de durée
et de relations naturelles entre ces mêmes images.

Ceci suppose-t-il un mécanisme particulier, un
organe ou un centre spécial ? Nullement, à notre avis.
Et cependant là est tout le phénomène de la conscience,
ainsi que nous allons le montrer. Dès que nous pouvons avoir, dans un laps de temps très rapide, la
constatation, la perception de plusieurs souvenirs,
l'examen, la sensation de leurs rapports possibles,
nous avons, ce que l'on a appellé, un état de conscience (1). *Et ce sont les souvenirs eux-mêmes qui seront les juges, les arbitres entre eux ; qui pèsent et
supputent leur mutuelle valeur*, sans qu'une partie spéciale du cerveau ait besoin d'être chargée de ce soin.
En effet, et ici, l'observation intérieure est l'expérience

(1) Il y a des états subconscients (Maudsley), qui se comprennent bien
soit par le manque de rapports naturels des souvenirs qui nous assiègent,
soit par le manque d'attention que nous y prêtons ; ceci ainsi que les états
inconscients deviendra d'autant plus clair par la suite de l'étude.

à faire ; soit que nous jugions de l'opportunité d'une chose, soit que nous décidions de son caractère juste ou injuste, esthétique ou non, facile ou difficile, ce ne sont jamais que des souvenirs divers qui se trouvent en présence. Ainsi, nous assistons dans la rue à une rixe, dans laquelle un homme est grièvement blessé par un autre. Nous avons devant les yeux un tableau qui éveille diverses idées, divers sentiments : nous pouvons penser, d'une part, au châtiment qui menace l'agresseur, à la lâcheté du coup qu'il a porté ; de l'autre, à la douleur physique du blessé, à sa mort possible ; etc. Nous voyons l'acte, nous le jugeons, nous pensons à ses conséquences, à ce que nous ferions dans une occasion semblable : tous ces états de conscience divers ne sont que l'effet de souvenirs simultanés, d'ordres, il est vrai les plus différents, ou pour parler plus exactement, ne sont que ces souvenirs eux-mêmes. Nos pensées sur la douleur physique du blessé nous sont fournies par ce que nous avons pu sentir nous-mêmes de douloureux et ce que l'on nous en a décrit ; celles sur le châtiment, par tout ce que nous avons appris sur les lois violées et les inconvénients qui en résultent pour la société et pour le délinquant ; nos idées sur la lâcheté de l'agression, également par tout ce que l'expérience ou les autres nous ont appris à considérer comme rentrant dans le cadre de ce mot.

Et ainsi à l'infini, si l'on veut analyser n'importe quel état de conscience. On trouve cependant quelque chose de nouveau dans l'exemple précédent : c'est le

tableau précis et d'ensemble de la scène que nous
avons vue. Mais un tableau, une sensation, dans ce
qu'ils ont *d'entièrement nouveau*, ne constituent que
les jalons d'états de conscience futurs, ils ne sont pas
par eux-mêmes un état de conscience (1).

Il est à remarquer que les états de conscience sont
singulièrement facilités par l'usage de la *parole intérieure*, qui donne un puissant élément de jonction entre
les idées simples,—souvenirs de sensations et de représentations de tout ordre, — par les divers artifices du
langage que nous avons appris. Aussi, au point de vue
de la biologie générale, même en supposant que les
diverses espèces animales n'aient pas des schéma con-
ventionnels équivalents à notre langage intérieur (et
peu importe que ces schéma soient les mêmes pour
*un seul individu* ou pour tout un groupe semblable),
nous arrivons à cette conclusion que, du moment

(1) Il importe, croyons-nous, de distinguer complètement, tout au moins au
point de vue de l'étude et de la claire compréhension des faits, d'un état de
conscience, une sensation même bien perçue et bien goûtée. La proposition
suivante fait comprendre cette distinction. Imaginons par hypothèse un
homme, sensible, (c'est-à-dire ayant l'intégrité de ses fonctions nerveuses),
mais absolument vierge de sensations, d'idées ou de souvenirs *d'aucun ordre*,
et soumettons-le à une impression unique, une excitation cutanée, une brû-
lure, par exemple ; il la sentira, cependant elle n'éveillera rien en lui, aucun
terme de comparaison ne lui permettra de la classer, mais elle deviendra
un premier jalon pour les sensations à venir. Ce sera une sensation perçue, ne
donnant pas lieu à un état conscient, celui-ci impliquant par définition des
jalons antérieurs. Mais, une seconde sensation de même ordre et plus intense
donnera lieu au premier état de conscience (appréciation du degré.)

La distinction précédente sera utile pour apprécier nettement la part qui
revient, dans nos états de conscience, au nombre encore assez grand *d'inconnues* à divers degrés, de l'ordre précédent, qui se présentent inopinément à
notre esprit.

qu'un animal, si rudimentaire qu'il soit, possède des
éléments nerveux sensibles, reliés entre eux par des
filets de même nature (1), il emmagasine des sensations, peut être, pendant un temps variable, suscep-
tible de s'en souvenir et est, par ce fait, capable d'états
de conscience en rapport avec ses besoins et son
développement. Ces états seront d'autant plus faciles
et plus variés qu'il aura un plus grand nombre de
souvenirs et de termes schématiques pour les relier et
les grouper facilement.

Au point de *vue anatomique*, ce qui permet, chez
l'homme et les animaux supérieurs, dans un temps très
rapide, la perception d'un si grand nombre de souvenirs, c'est, ainsi que nous l'avons dit, la connexion de
toutes les cellules ou groupes de cellules nerveuses
par l'admirable lacis de tous les prolongements cellu-

(1) Quelque prématurée que puisse paraître cette idée, nous n'hésitons
pas à croire que d'autres tissus que le tissu nerveux, ayant même une autre
composition chimique et entraînant d'autres réactions, soient capables d'en
tenir lieu dans certaines espèces animales. En tous cas, ce serait toujours,
dans ces espèces, les cellules, entraînant des mutations de l'ordre que nous
avons étudié dans le chapitre précédent, des réactions plus vives et plus
rapides que celles des tissus voisins, et *reliées* entre elles soit par des filets
de même nature, soit même par tout autre mode, pourvu que la transmission
vibratoire fût assurée entre toutes les cellules; cellules qui, par l'ensemble de
ces conditions réalisent le rôle et la fonction de centres psychiques. Il est
même possible que des êtres vivants, par suite de réactions chimiques plus
favorables, soient mieux doués que nous sous le rapport de *l'activité psychique
absolue* dans leur partie respective. Il est possible, en un mot, qu'il y ait des
genres de réactions qui seraient préférables au point de vue de cette activité
psychique, même pour l'homme, si elles étaient compatibles avec sa nature.
Et ceci n'est pas incompatible avec les degrés infiniment variés que nous
offrent les sciences naturelles. Toutefois nous ne pouvons qu'effleurer ce point
particulier, laissant à l'avenir le soin de nous renseigner.

laires qu'elles émettent, fait capital dans le mécanisme.

En somme, nous avons vu que les états de conscience les plus variés ne sont que des rappels de souvenirs de tout ordre : conscience du bien et du mal, souvenirs de tout ce que nous avons appris soit à nos dépens, soit par l'enseignement ; conscience de l'étendue, de l'infini, de l'espace; de même par l'enseignement oral aidé de l'expérience et de l'induction.

Avant d'aborder l'examen d'un état de conscience particulier, la conscience du moi, mentionnons deux arguments à l'appui de la thèse précédente.

Lorsqu'une partie très limitée de l'encéphale se trouve détruite, à la suite de maladies très variées, telles que ramollissements, hémorrhagies, tumeurs de toutes natures, on n'observe que des disparitions de portions, également limitées, des diverses sortes de mémoire. Si un centre quelconque était chargé de coordonner et de juger les notions que ces divers souvenirs nous donnent, sa destruction devrait entraîner la perte *totale* de ce sens (ce qui serait l'inintelligence complète aux yeux de l'observateur),en laissant intact tous les *groupes* des souvenirs. Ce qui ne se rencontre pas ainsi dans la clinique (1). Il est vrai que ce centre pourrait avoir été jusqu'ici épargné, ce qui est bien peu probable, étant donnée la masse de travaux entrepris sur les sujets ayant rapport aux aphasies.

---

(1) Certains cas d'idiotie et d'imbécillité s'interprètent autrement et ne présentent pas une destruction limitée d'un point de l'encéphale. Il y a, de plus, un affaiblissement portant sur tout l'ensemble des facultés. La pathogénie de ces cas sera étudiée dans les livres suivants.

Et, comme dit Ribot, « le moi, tel qu'il s'apparaît à lui-même, consiste en une somme d'états de conscience. »

D'ailleurs, lorsque, *par avance*, on le considère comme n'existant pas, si l'on se reporte aux analyses exposées plus haut, on constate que les actions psychiques ne sont nullement entravées par cette suppression : toujours nous avons, comme éléments d'appréciation, les habitudes acquises, les leçons et les usages, les lois, corroborés par l'expérience de nos propres sensations dans les cas analogues. Que nous dirait de plus ce centre spécial, s'il existait ? Rien autre chose assurément, puisque la conscience est parfaite ainsi, comme chacun peut en faire l'expérience.

D'autre part, comme on peut admettre comme une des vérités les plus constantes de la nature, qu'elle emploie pour arriver à un but, à une fonction, les procédés les plus simples (étant donné les matériaux en présence dans chaque cas particulier), on ne voit pas trop pourquoi elle aurait créé un centre inutile, contrairement aux tendances biologiques ordinaires, puisque la conscience jaillit du choc seul des souvenirs.

Examinons toutefois ce que l'on distingue sous le terme de *conscience du moi*.

Ici encore, ce ne sont que des souvenirs et des sensations, mais des souvenirs enregistrés, *organisés*, ainsi qu'on l'a dit, depuis longtemps. Par ce fait, ils rentrent tous dans la catégorie des impressions subconscientes ou inconscientes, et on s'explique que cet enveloppe-

ment, presque mystérieux de cette multitude d'effets
— dans lesquels les sensations musculaires ont toujours une grande part — (1), contribue puissamment
à faire croire à une entité spéciale, dans ce cas particulier.

Mais pour mieux l'apprécier, plaçons-nous dans un
cas où la dissociation de ce faisceau si lentement formé est possible, lorsque la conscience du moi vient
de subir un certain ébranlement.

Que devient-elle, par exemple, chez l'individu dont
l'existence vient d'être troublée par un évènement
considérable, survenant inopinément : une ruine complète, la perte d'une personne chère, un désastre ou
une fortune inespérée? Dans ces cas, précisément, la
conscience subit un choc manifeste, et il faut souvent

---

(1) Les souvenirs complexes des mouvements nécessaires pour la marche
peuvent être cités comme des types des souvenirs organisés et presque tota-
lement inconscients.

Il y a lieu de compter aussi avec les sensations très obtuses fournies par
nos organes internes en activité y compris le cerveau. « Tous ces organes,
envoient incessamment des stimulations aux centres nerveux. Ils n'agissent
pas directement sur la conscience, puisqu'il n'y a là ni perception ni aperception, mais ils exercent leur action sur l'état psychique général de l'individu. Ce sont ces sensations vagues, nuageuses, indistinctes, qu'on a appelées cénesthésie, car elles nous donnent la nation de notre existence somati-
ques (Ch. Richet, loc. cit. p. 121).

Il est à remarquer toutefois que, précisément lorsque nous voulons constater notre moi psychique, nous trouvons toujours à notre disposition quelques
sensations de cet ordre, le plus souvent celles du sens musculaire. L'état
contraire peut être observé et a fait assez souvent l'objet de descriptions litté-
raires : c'est celui qui succède à un calme absolu, particulièrement dans la
position couchée et le repos de l'esprit; alors, le phénomène le plus
fréquemment noté est justement cet affaiblissement de la conscience du moi,
de l'unité de l'être.

plusieurs jours, avant que cet homme puisse en re-
constituer l'intégrité autrement que par un véritable
effort de son intelligence.

On peut bien se rendre compte, alors, de ses
véritables racines et juger de son mécanisme qui ne
paraît pas d'une essence différente de ce que nous
avons vu jusqu'ici pour la conscience en général.

En résumé, au point de vue spécial qui nous occupe,
c'est-à-dire la connaissance du mécanisme producteur
du phénomène et non sa connaissance purement des-
criptive, la conscience, ne relève pas d'un processus
organique physique ou chimique quelconque ; elle
n'existe pas à ce point de vue : elle relève, en seconde
main, si l'on peut s'exprimer ainsi, de processus psychiques, les souvenirs (et encore lorsqu'ils se rencontrent avec certaines conditions de nature et de durée
(1), souvenirs qui relèvent, eux, directement de processus biologiques physico-chimiques que nous allons
étudier.

La partie dans laquelle nous entrons, —le mécanisme
de la mémoire, — est infiniment plus intéressante, car
c'est là le substratum important des états psychiques
d'une part ; et, de l'autre, c'est une véritable fonction
physiologique, la fonction capitale du cerveau, au

(1) Voir, pour les conditions de la conscience, Ch. Richet (Psychologie
générale, p. 115 et suivantes) et Ribot (Maladies de la mémoire, p. 21 à 27).
Nous en avons déjà examiné quelques unes; les autres se retrouveront et se
dégageront très facilement après l'étude spéciale des souvenirs. Que l'on se
rappelle également les cas morbides de « double conscience » dont le savant
professeur du collège de France a fait une si belle étude dans les (Maladies de
la personnalité).

même titre que la production du suc gastrique l'est pour l'estomac, ou l'osmose des gaz pour le poumon.

Et, de même que les mécanismes qui régissent ces grandes fonctions physiologiques, fonctions du pou-mon, du foie, de l'estomac, fonction des reins ou des muscles, n'ont absolument rien de commun entre eux, ici aussi, on peut s'attendre à rencontrer un mécanisme tout nouveau et tout spécial. Les notions acquises sur les mécanismes intimes de ces organes sont encore bien incomplètes, et il ne peut en être autrement: leur connaissance relevant de lois physico-chimiques très spéciales et très délicates, progresse au fur et à mesure de la découverte de ces dernières. Il serait bien étonnant en effet que l'on trouvât en premier lieu une de ces lois, en partant de l'observa-tion biologique, là où les phénomènes sont d'ordi-naire entourés de la complexité que l'on sait. Quant aux mécanismes qui peuvent présider aux fonctions cérébrales, il semble qu'ils aient été préservés, plus encore que les autres contre l'investigation, par un *non possumus, à priori*, quelque peu fils de toute l'édu-cation spiritualiste de la philosophie officielle.

Inspirée par la pathologie, la science de ces derniè-res années s'est attachée surtout à la différenciation des certaines zônes de l'écorce, centres où se localisent telles ou telles espèces de souvenirs ou d'images.

Ces découvertes ont eu ce grand résultat, au point de vue de la théorie, de nous apprendre précisément à morceler l'antique unité psychique, et, en parti-culier, nous ont montré d'une façon irréfragable la

multiplicité et la division des diverses mémoires.
Tout le monde sait à quoi s'en tenir, depuis les travaux
sur l'aphasie, de Broca, de Charcot, les observa-
tions de Spencer de Maudsley, d'Abercrombie, de
Carpenter, de Lichtein, de Wernicke, de Küssmaul,
de Wundt ; les ouvrages de Ribot, la thèse de Ballet
et les leçons de M. Déjerine et de MM. Duval, qui cor-
donnent ces idées. Rappelons seulement les quatre
grandes dénominations que l'on a données à la perte
des mémoires qui président aux fonctions du langage ;
ce sont : la surdité verbale, la cécité verbale, l'aphasie
motrice ou aphémie, l'agraphie, correspondant à l'oubli
de la signification des mots à l'audition ou à la lecture,
et à l'oubli des mouvements nécessaires pour les énoncer ou les écrire. On a, de plus, par lésions des conducteurs unissant ces centres, des combinaisons diverses et
des variétés en grand nombre ; ce que l'on a appelé les
aphasies de conductibilité et les aphasies combinées.

S'il est vrai qu'une grande partie de nos mémoires
entrent dans celles qui sont utilisées dans la fonction
du langage et de l'écriture, il en est d'autres, comme,
par exemple, celles qui président à l'enregistrement
des mouvements des membres inférieurs destinés à
accomplir certains groupes d'actes spéciaux, tels que
la marche, la natation, la danse, etc., qui ne rentrent
pas dans les schemas que l'on a distingués, dans l'é-
tude des aphasies (1).

(1) Voici une très curieuse observation empruntée à Charcot (clinique du
24 janvier 1888), qui montre bien jusqu'à quel point est poussée cette division
de la localisation des mémoires. Il s'agit d'un petit garçon du Havre qui a

En résumé, on sait aujourd'hui qu'il y a des mémoires de tout ordre, se catégorisant, comme genres, en visuelles, auditives, motrices et sensibles (ces dernières répondant aux souvenirs des sensations de goût, d'odorat, de chaleur, etc): localisées en divers points de l'écorce pour la plupart, et présidant, dans une infinie variété de *groupements et d'associations*, aux divers besoins de notre vie extérieure.

Des quatres sièges principaux mis en lumière dans les autopsies d'aphasiques, « deux siègent en arrière du sillon de Rolando : ce sont les mémoires de sensations (visuelles et auditives) ; deux siègent en avant de ce sillon : ce sont les mémoires motrices, (graphiques et verbales) (Mathias Duval. L'aphasie depuis Broca, in Rev. scientifique : n° 25, 1887). »

Ces notions si importantes rappelées et après avoir mis en lumière le grand rôle, au point de vue des fonctions psycho-physiologiques, du phénomène du souvenir, voyons ce qu'en disent les auteurs, quant

---

pouvait marcher, tandis qu'il sautait, marchait à quatre pattes ou à cloche pied admirablement. « C'est le mécanisme de coordination pour la station et la marche qui était atteint. Il y a une coordination spéciale pour la marche comme pour le saut, comme pour la valse, comme pour la danse, comme pour la nage. (Charcot loc. cit.) » Le mot « centre de coordination » est l'analogue de « centre de mémoire » : c'est un centre de mémoire bien organisé, comme tous ceux qui président aux mouvements du langage, par exemple. — Citons encore comme amnésies localisées, cet individu qui avait perdu les seuls nombres 5 et 7, cité par Ribot. « Tel agraphique est bien capable de tracer les chiffres ou les figures de géométrie : ce sont les mouvements seuls de l'écriture qui sont sortis de sa mémoire. Il y a des aphémiques qui peuvent parler à condition de chanter. (M. Duval. loc. cit.). » Nous connaissons le cas d'un homme qui, devenu hémiplégique, oublia pendant quelque temps la mémoire de la dénomination de ses membres paralysés seulement.

au mode de fonctionnement, quant aux mécanismes possibles.

« La mémoire consiste à conserver et à reproduire, dit Ribot, dans l'ouvrage déjà cité, la conservation paraît dépendre surtout de la nutrition ; la faculté de reproduire, de la circulation générale ou locale. » Et, plus loin : « L'exercice normal de la mémoire suppose une circulation active et un sang riche en matériaux nécessaire pour l'intégration et la désintégration. » Ces échanges rapides permettent ce qu'on a appelé l'*imprégnation* de la cellule cérébrale par le souvenir. Car si l'on tend à admettre une imprégnation, une modification matérielle de la cellule nerveuse, les explications et les hypothèses ne vont pas plus loin dans la voie du mécanisme fonctionnel et nous voyons peu clair dans ce processus physiologique.

« Il y a une mémoire de *fixation* des images, dit Ch. Richet, p. 159 de la Psychologie générale, fixation qui est le plus souvent indépendante de nous et une mémoire de rappel et d'*évocation* des images fixées déjà. »

Cette distinction est très réelle, importante à retenir et nous la retrouverons ; mais, quant au mécanisme de production, nous ne sommes pas plus renseignés. Et cependant tous les faits, tant physiologiques que pathologiques qui concernent l'histoire naturelle de la mémoire, ont été admirablement analysés par ces deux auteurs et ceux que nous avons cités plus haut.

Est-il donc impossible de pénétrer plus avant dans l'intimité du fonctionnement du cerveau et de com-

prendre davantage comment les choses se passent, dans
la production du phénomène souvenir ?

La nature est-elle donc, par son essence, au-dessus
de nos investigations ? Nous ne le croyons pas, et, si
le miscrocope est impuissant à nous différencier la
cellule psychique impressionnée de celle qui ne l'est
pas, doit-on en conclure que le phénomène est au-
dessus des ressources de l'appréciation physiologique ?
Pour celà, il faudrait méconnaître toutes les vérités
scientifiques qui ont été trouvées par les seules méthodes indirectes, et on peut presque dire que ce sont
les plus nombreuses : car il est bien rare, en physiologie en particulier, d'avoir toutes les phases d'un
phénomène biologique également bien accessibles à
nos yeux.

A notre avis, le genre de difficulté qui se rencontre
ici est du même ordre que celle qui peut accompagner
l'étude de l'intimité des échanges gazeux dans le poumon ou la production du ferment pepsique par l'estomac. Même complexité, même variété dans les phénomènes, même adaptation directe simple, à la phase
qui va se produire immédiatement, au but directement
*successif*, même étude séparée à établir pour chacune
de ces phases et mêmes méthodes différentes, indirectes
le plus souvent (c'est-à-dire autres que l'observation
pure, que la constatation directe et sur le vivant, de la
portion en vue du phénomène à l'étude) ; que ce soit le
poumon (1) ou bien le cerveau qui soit en cause.

(1) Ainsi, dans le poumon, les principaux processus élémentaires sont les
tensions de dissociation des carbonates du plasma, la différence de tension de

On trouve dans ces processus biologiques en général, surtout des lois physico-chimiques, se passant au sein de tissus, soumis à leurs conditions vitales propres : fait qui intervient à tel ou tel degré dans la limitation ou la possibilité du phénomène total, de la fonction physiologique.

La connaissance de la fonction chlorophyllienne des plantes, dûe à Cloez et Gratiolet et aux expériences de Draper et de Stokes, fonction biologique au premier chef, est pour ne citer qu'un exemple, un modèle admirable du pouvoir de l'investigation, pour élucider les phénomènes en apparence les plus mystérieux.

Voyons donc, sous notre responsabilité, si cette fonction physiologique du cerveau ne peut nous apparaître plus clairement, quant à son mécanisme.

Agrandissons d'abord par la pensée les dimensions de la cellule nerveuse corticale, afin de n'être pas embarrassé par cette infinie petitesse de l'élément, la limitation des grandeurs n'étant pas en cause dans l'intimité des phénomènes naturels.

Considérons d'autre part, une feuille de papier, une pièce de soie ou d'étoffe, froissons ce papier et voyons ce qui se produit lorsque la feuille entière subit ensuite un ébranlement quelconque. Le papier ou l'étoffe, dans

---

$CO_2$ dans l'atmosphère alvéolaire et dans le sang et la fixation faible de l'oxygène par l'hémoglobine, phénomènes physico-chimiques qui se passent au travers d'une membrane endothéliale très mince, soumise aux conditions de nutrition vitale et capable d'empêcher, par les vices possibles de cette nutrition, la réalisation des lois physiques de l'échange, tel qu'il est nécessaire à notre organisme.

ce cas, se pliera de préférence dans ses cassures primitives.

Cette image est très grossière, mais elle peut nous conduire à l'interprétation d'une partie du phénomène de la mémoire. Il suffit d'accepter provisoirement que la cellule que nous considérons, a reçu l'analogue des cassures de notre feuille de papier et que lorsqu'elle est sollicitée d'une façon *indifférente*, elle vibre dans ses plis primitifs (1), pour nous représenter déjà le mécanisme de la *persistance* du souvenir, ce qui correspond à ce qu'on appelle l'*imprégnation*. Cette notion qui peut paraître bien rudimentaire au premier abord, va cependant s'éclairer et se compléter par la suite.

Comment en effet, s'expliquer que des cassures, des plis, se produisent dans une cellule vivante, persistent et correspondent à un souvenir ? Pour le dire de suite, la production, nous paraît fonction d'un phénomène physique, la conservation, d'un processus biologique.

De même que le mécanisme fondamental de l'échange des gaz dans le poumon repose surtout sur les tensions et les solubilités respectives de l'acide carbonique et de l'oxygène; que le mécanisme qui permet la fonction chlorophyllienne des plantes est cette propriété qu'a la chlorophylle d'absorber la partie moyenne du spectre solaire; ici la partie intéressante du mécanisme physique nous semble être la propriété qu'ont tous les corps et toutes les surfaces, de vibrer d'une façon

---

(1) On sait que l'état liquide n'est pas un obstacle aux mouvements vibratoires, témoin la sirène, de Cagniard de Latour en acoustique ; et les expériences de Wertheim. Voir aussi les 1re et 2e séries de nos essai

spéciale sous une impression sonore, lumineuse ou
mécanique, transmise par un conducteur quelconque,
et cela de telle sorte (ainsi qu'on le constate chaque
fois que le phénomène a pu être observé) qu'un même
résultat reçu correspond à un même mouvement envoyé
à la surface (1). Ceci est en somme le principe d'où est
sorti le téléphone, non le téléphone magnétique
ou le téléphone à pile, mais le téléphone simple
où une ficelle ordinaire, tendue entre deux membranes, transmet parfaitement la parole ou les sons à
plusieurs mètres de distance.

On sait en effet, et le phénomène est merveilleux à
considérer lorsque l'on pense à la multiplicité et à la
délicatesse des effets produits et à leur transmission
intégrale sur un conducteur (2), que dans le téléphone

(1) Il serait absurde, en effet, de supposer que les surfaces, vibrant sous un
mouvement transmis, puissent vibrer autrement qu'en un rapport étroit avec
la nature propre du mouvement reçu. C'est comme si les auditeurs des expériences de téléphonie dans lesquelles des fragments d'opéras étaient écoutés
au Palais de l'Industrie, s'étaient étonnés de ne pas entendre *Faust*, alors que
l'on jouait *les Huguenots* sur la scène.

(1) « Le choc sur un corps déplace de proche en proche les molécules, avec

une vitesse donnée par l'expression $\sqrt{\dfrac{e}{d}}$, e, étant l'élasticité du corps et

*d*, sa densité ». (Jamin.)

Les téléphones à longue distance, employés actuellement, reposent non
sur la transmission directe des vibrations du récepteur au conducteur, mais
sur les variations que ces vibrations font naître dans un courant de pile
reliant les surfaces vibrantes.

Et toujours la propriété qu'ont les vibrations, diverses comme les causes
dont elles proviennent, de se transmettre intégralement le long d'un
conducteur, permet-elle de les recueillir à l'arrivée dans l'état où elles se
trouvaient au départ, et, ainsi que nous le disions dans la note précédente, il

simple les vibrations se transmettent d'elles-mêmes
d'une membrane à l'autre, de manière à permettre
d'entendre toutes les combinaisons de sons possibles
Mais, dira-t-on, la vibration que peut recevoir une
cellule cérébrale doit être extrêmement faible en raison
de sa masse, et peu en rapport avec la perception si
intense de nos connaissances. C'est en effet, très certain, mais cette petitesse de la vibration n'a pas
d'influence dans l'espèce, car nos sensations et nos
connaissances n'ont été acquises et ne sont devenues
ce que nous les percevons que par des comparaisons
multiples. Ainsi un homme sans souvenirs qui se trou-
verait pour la première fois devant le panorama d'un
vaste horizon, aurait la sensation d'un tableau très petit
dont nous pouvons, nous, apprécier la réalité par
l'habitude que nous avons de parcourir des distances ;
de savoir, par des expériences variées, ce que c'est que
l'espace et la nature tangible des objets divers que
révèle cet horizon.

Ces données sur les grandeurs et l'état réel des
choses ne nous ont été fournies que par une très
longue pratique, et sont indépendantes de chacune
des représentations mentales élémentaires avec lesquelles nous les schématisons.

Il faut prendre notre parti de ce fait et nous habi-
tuer à ne chercher aucune relation de grandeur ou
d'intensité entre le travail mécanique correspondant à

n'y a pas de raison qu'il en soit autrement. Il peut se surajouter des vibrations
gênantes venues d'autres sources, mais la vibration initiale n'en subsiste pas
moins.

une représentation mentale et le souvenir qu'elle évoque (1).

Cette difficulté de l'extrême petitesse des vibrations, qui, au premier abord, pouvait étonner, n'en est pas une au fond, car c'est avec des états conscients que nous jugeons, résultats d'une infinité d'acquisitions, et non avec une vibration solitaire.

Recevons à notre cellule psychique.

Elle a reçu forcément — étant reliée par un conducteur ininterrompu à d'autres cellules périphériques recevant directement les vibrations lumineuses, auditives, tactiles, etc. — un certain mode vibratoire, toujours le même pour la même vibration causale ; exactement comme une des plaques du téléphone par rapport à celle du point de départ. Et si nous nous servons de ce terme de téléphone, c'est parce qu'il résume en un mot le principe total de transmission vibratoire mécanique en même temps que sa démonstration, — tout en nous excusant de n'en pas avoir d'autre à notre service pour le sujet que nous traitons.

Ce mode vibratoire conservera des caractères particuliers et différentiels très nets, non seulement pour un genre donné de vibrations (sonores, lumineuses, etc.), mais pour chaque différenciation, si faible qu'elle soit, dans la manière d'être de ce genre. Ce fait qui n'est que le corollaire du principe de l'intégralité de la reproduction du mouvement vibratoire

---

(1) Cette idée ne nous est pas personnelle : elle se trouve dans plusieurs auteurs contemporains.

initial avec toutes ses qualités, est vérifié tous les jours par le téléphone, qui, sans cela, ne pourrait transmettre avec la même indifférence tous les bruits de la parole ou les ensembles si compliqués d'une représentation d'opéra.

Admettons donc, pour le présent (et il nous semble malaisé de trouver autre chose), que ce mode vibratoire reçu par la cellule, spécial pour chaque impression extérieure, constitue le *substratum mécanique* d'une de nos représentations mentales et voyons ce qu'il devient.

Supposons aussi que ce processus, que l'on peut assimiler au processus téléphonique ordinaire, est venu faire vibrer une cellule neuve et intacte jusqu'alors.

On sait que les plaques ou les corps vibrants sont animés de mouvements moléculaires, que l'on peut mettre en évidence (ainsi qu'on le fait en acoustique dans les expériences sur les plaques sonores), et dont le résultat est de partager ces plaques ou ces corps, en concamérations, très compliquées parfois, correspondantes aux vibrations données et séparées entre elles par des lignes de repos appelées lignes nodales.

Ces idées de mouvements vibratoires mécaniques pourront paraître étranges au lecteur non familiarisé avec la généralité de ce point spécial de la science. Voici quelques passages empruntés à Mercadier, qui l'initieront à ce fait et préciseront davantage la nature des mouvements produits dans le transmetteur, mouvements que nous avons grossis pour la compréhension en les assimilant à des vibrations totales avec lignes nodales ; mais qui n'en sont pas moins divers pour chaque impression individuelle.

« Il faut donc songer, dit Mercadier, à une autre espèce de mouvements, à ceux qui se produisent dans tout corps solide épais, comme une poutre de bois ou un mur, quand on émet des sons ou des bruits devant lui. Un mur est un instrument aussi merveilleux qu'un téléphone, car il transmet et reproduit tous les sons, tous les bruits, toutes les articulations et inflexions de la parole, et même mieux que les téléphones ordinaires. Dans un corps solide quelconque, la reproduction de ces effets est due à des mouvements dits de *résonnance*, mouvements individuels des molécules, à peu près indépendants les uns des autres et de la forme géométrique extérieure (Sur la théorie du téléphone, *Bull. de la Soc. inter. des électriciens*, mai 1887.)»

La cellule nerveuse intacte n'a aucune raison de se soustraire à ces lois, et nous commençons à voir apparaître l'idée du début, des plis ou cassures organiques fait à sa substance.

La cellule, en effet, qui reçoit l'impression, vibre : des conglomérations, aussi petites, aussi élémentaires que l'on voudra, mais ayant une *physionomie spéciale, correspondant à une impression spéciale donnée*, se partagent sa substance. Evidemment il faut se représenter la cellule très agrandie pour voir facilement sa surface partagée en figures de tous genres par les lignes nodales ou les différenciations moléculaires qui séparent les portions vibrantes ; mais nous savons que les relations de grandeur n'entrent pas en ligne de compte dans les phénomènes de cet ordre.

Jusqu'ici, on est en présence de la partie purement physique du processus psychique. L'impression reçue à la périphérie est transmise mécaniquement et intégralement en ses qualités à la cellule corticale, qui vibre d'une certaine façon, — vibration de même ordre que la vibration des plaques téléphoniques, — et vibration qui constitue pour nous la *seule sensation réelle de la connaissance mentale du phénomène extérieur*, de même que la plaque téléphonique vibrante (encore que nous ne la voyons différente), représente bien le phénomène matériel réel de la parole qu'elle nous communique.

Mais, dans le cerveau, le phénomène ne se borne pas à ce fait : il y a, de plus, persistance et conservation de l'impression, ce qui n'a pas lieu dans le phénomène physique ordinaire. C'est un processus nouveau que nous avons à étudier, et c'est celui qui nous semble plus particulièrement sous la dépendance d'une fonction biologique, d'une fonction vitale (1).

Mais, vu l'étendue de ce chapitre, nous remettons au suivant l'étude de ce processus, ainsi que les applications et développements relatifs à la mémoire, et l'étude du mécanisme de la volonté.

---

(1) Dans le chapitre précédent, nous nous sommes suffisamment expliqués sur la signification que l'on peut attribuer à ces termes, qui n'ont d'autre importance que d'être d'un emploi courant sans comporter autre chose qu'une définition vague, masquant, en attendant mieux, notre ignorance des lois multiples qui régissent ces fonctions.

# CHAPITRE III

Organisation du substratum matériel de la représentation mentale.
Sa reviviscence. — Souvenir. — Discussion et applications. —
Associations d'idées.
De la volonté. — Etude de son mécanisme. — Conclusions.

La manière dont on peut concevoir l'impression
cérébrale psychique et le substratum cellulaire matériel de cette impression viennent d'être étudiés. Il
reste à voir comment s'opère la conservation organique
et la reviviscence de ce substratum matériel, de poursuivre, en un mot, le cycle total de notre étude du
souvenir.

Nous avons laissé la cellule nerveuse vibrant sous
l'impression que lui a transmise le cylindre-axe qui
en émane.

Et à ce propos, il n'est pas sans intérêt de remarquer la situation histologique de ces cellules, quant
à leur plus ou moins de facilité vibratoire. Elles
n'adhèrent pas aux tissus environnants autrement
que par leurs divers prolongements nerveux, témoins
l'examen histologique et la facilité de leur dissociation,
on sait de plus qu'elles n'ont pas de membrane d'en-
veloppe. Elles sont donc au moins aussi libres qu'une
plaque téléphonique, qui est complètement encastrée

circulairement. Le noyau cellulaire, centre de plus grande résistance, peut les faire considérer comme les plaques sonores, usitées en acoustique, fixées en leur milieu ; et, comme elles, c'est latéralement qu'elles reçoivent la transmission vibratoire. Il est important de savoir, et nous avons répété l'expérience en la variant d'un grand nombre de manières, qu'une plaque vibre bien plus fortement, dans la zone voisine du point de réception, qu'ailleurs ; qu'elle vibre aussi bien quoique avec des degrés de force différents, que le point d'attaque soit près du centre ou à la périphérie; que l'intensité vibratoire, toutes choses égales d'ailleurs, est d'autant plus grande que ce point est plus éloigné d'un centre de fixation, ou d'une masse plus volumineuse, absorbant naturellement plus de force vive.

La cellule nerveuse est dans de bonnes conditions à cet égard, et, lorsque la vibration lui arrive par un de ses prolongements et en particulier celui de Deïters, le maximum vibratoire doit se trouver dans la zone de la cellule qui l'avoisine. Il est possible également que l'émanation de ce prolongement prenne part, à son point d'émergence, où il est assez large, aux qualités d'enregistrement dont nous allons parler pour le corps de la cellule, sa substance étant la même.

Il résulte de ce que l'on vient de lire, que l'on ne peut encore affirmer, même en dehors de ce que nous ajouterons plus loin à ce sujet, qu'une seule cellule cérébrale soit incapable de garder l'impression de plusieurs représentations mentales tout à fait différentes, car deux ou trois portions de sa périphérie ont pu être impressionnées séparément et avec assez de netteté et d'individualité, et enregistrer ces dessins divers.

Quoi qu'il en soit, surtout chez celles dont un prolongement est plus considérable, on peut supposer les vibrations les plus considérables et capables d'impressionner la cellule entière, celles qui se seront effectuées par cette voie. Ce point de détail délicat n'apporte d'ailleurs pas de modification au mécanisme général que nous cherchons à pénétrer, et ce que nous dirons pour la cellule peut aussi bien s'appliquer à des zones séparées de celle-ci.

Etudions donc la nature de la différenciation produite sous l'influence vibratoire.

Cette influence, détermine sur la portion qui la reçoit, quelle que soit sa forme, quoique en rapport avec elle (mais cette forme étant constante, nous n'avons pas à la faire intervenir), des concamérations ou des ébranlements moléculaires variables pour chaque impression.

Au point de vue physique, ces divergences de la substance représentent les unes, des centres de mouvements moléculaires intenses, les autres des centres ou des lignes de repos.

Or nous avons vu quelle était l'extrême rapidité des échanges dans le tissu nerveux, et l'importance que nous attribuons à ce phénomène chimique trouve ici une application directe (1). En effet, dans le court espace de temps où a lieu une impression (sur une cellule

(1) Peut-être même tout son emploi biologique utile.

supposée neuve), les échanges moléculaires ne pourront se faire de même, sur les portions animées d'une grande vitesse ou sur celles qui sont au repos.

Il n'est guère possible de savoir actuellement dans quel sens se fait cette inégalité des échanges, c'est-à-dire si ce sont les concamérations ou les lignes nodales qui bénéficient de la suractivité nutritive, et en définitive de quel côté est l'accumulation moléculaire, l'épaississement ou la densité plus grande de la substance de la cellule; car, ici, ce point particulier du phénomène est régi non par un simple transport *mécanique* vers les centres de repos, comme dans les lignes nodales (1), mais bien par l'influence que peut avoir l'état de mouvement (2) ou de repos moléculaire sur l'activité plus ou moins grande des échanges. Conditions étudiées d'une façon générale dans le premier chapitre, et dont l'influence, quant au sens réactionnel, est différent, selon les réactions auxquelles on à affaire. Ceci n'a pas non plus d'importance pratique, et, quelles que soient les portions les plus denses produites on n'en aura pas moins comme une sorte de mosaïque intra-cellulaire, formée de portions alternativement épaisses et minces, *disposées dans l'ordre qui correspond à l'impression vibratoire reçue*, et constituant,

(1) L'expérience telle qu'elle est réalisée en physique, avec les poudres répandues sur les plaques vibrantes, est simplement un moyen de prouver l'existence de centres de mouvements et d'autres de repos.

(2) Rappelons que les liquides très instables comme l'hypochlorite d'ammoniaque par exemple, se décomposent au moindre mouvement, et il suffit de transvaser, d'agiter ce dernier avec une baguette de verre pour déterminer un dégagement de gaz.

au point de vue de la statique générale future de la cellule, l'analogue des plis ou cassures de la feuille de papier dont nous avons parlé précédemment.

Il est évident que plus l'impression est fugitive, moins souvent elle est répétée, plus le processus que nous venons d'analyser est minime ; tandis qu'au contraire, la même impression se renouvelant à courts intervalles, est suivie chaque fois d'une addition dans le même sens du dépôt moléculaire,—dessinant le mode de vibration cellulaire, — et chaque fois les cassures s'accentuent, facilitant de plus en plus à la cellule vierge le mode vibratoire qu'elle vient de recevoir.

Naturellement ces différences sont probablement faibles (1), mais pour peu qu'elles existent, elles suffisent ; et quelque petite que soit la vibration cellulaire, serait elle aussi petite que l'on voudra, elle n'en représente pas moins le seul substratum matériel de notre image, de notre représentation mentale, ainsi que nous l'avons vu ; et cette petitesse n'a aucune importance quant à l'intensité de nos représentations, *du moment où elles sont toutes représentées par des modes vibratoires tous également petits* (2).

---

(1) A l'état normal, les échanges moléculaires se font avec la plus grande uniformité surtout lorsque l'on considère une portion très petite de matière, comme une cellule. Ils reproduisent toutes les formes et la structure de la substance, témoin la conservation des aspects morphologiques ; c'est un changement de molécule à molécule, qui n'obéit qu'aux lois chimiques que nous avons étudiées au début.

(2) On peut dire sous une autre forme : Une image A correspond à un certain mode vibratoire cellulaire B ; A = B, (pour un cerveau donné) ; donc chaque fois que nous aurons cette vibration cellulaire, B, nous aurons la connaissance de l'image A ; B = A.

Il est bon de remarquer qu'il est heureux que chaque mouvement vibratoire

Voilà donc l'impression matériellement conservée. Qu'arrivera-t-il ensuite ? Ce premier fait que, si la cellule est sollicitée à un mouvement, elle vibrera très facilement et, de préférence, dans son mode vibratoire initial, ce qui nous donnera la connaissance de l'impression correspondante. Les vibrations de cet ordre se produiront, il nous semble, plutôt sous des influences de milieu ambiant, sous une influence circulatoire par exemple ; si au contraire c'est une impression différente et nouvelle qui lui est transmise par la voie nerveuse ordinaire, le nouveau mode vibratoire s'effectuera mal, s'éteindra vite, sur cette surface, déjà bien différenciée, non homogène. Comme résultat, il y aura conflit, une image moyennement fixée repoussera assez facilement, par suite de cette vibration difficile, la nouvelle impression ; si, au contraire, les concamérations correspondant à la première image ont à peine plissé la substance cellulaire, si la trace en est infiniment faible, alors, la seconde vibration pourra s'effectuer, d'abord médiocrement, puis de mieux en mieux ; comme sur une cellule vierge, dans le cas de laquelle on rentrera.

Et ainsi se fera la disparition d'une de nos représentations mentales, d'un de nos souvenirs.

soit si minime, car s'il en était autrement, il se produirait par la multiplicité et la continuité de nos représentations mentales, une somme de travail mécanique énorme, certainement plus gênante pour un bon fonctionnement psychique, étant donné notre genre d'organisation.

Rappelons à ce sujet que déjà la température extérieure du cerveau augmente d'un demi-degré d'après les recherches de Broca, en cas de travail, et que, normalement, elle est de deux dixièmes plus élevée à gauche qu'à droite, là où se trouvent la plupart de nos centres de localisation.

Ces cas se rencontrent un nombre infini de fois
pour chacun de nous, à l'égard d'une foule d'impression de la vie habituelle qui ne nous intéressent en
aucune façon et qui quoique perçues au moment où
elles se produisent, disparaissent heureusement pour
toujours, sans laisser de trace.

Au contraire une impression vive résistera bien
pour toutes ces raisons et d'autant mieux que, de
temps en temps, elle sera renouvelée, (automatique-
ment ou autrement), car, il y aura alors nouvelle
vibration identique à la première, confirmation des
mêmes plis cellulaires et effet de même sens produit
dans la nutrition moléculaire. On comprend facilement que, si le souvenir, même solide au début, *n'est
nullement réeffectué* pendant un long intervalle de
temps, les dissemblances moléculaires aillent en tendant
à se niveler petit à petit sous l'influence du temps et de
la continuité des ébranlements étrangers. Mais il est
remarquable d'observer combien longtemps il faut,
pour que, malgré des échanges si incessamment re-
nouvelés, le moule établi se maintienne aussi bien.
On y trouve une belle preuve de cette rénovation de
molécule à molécule, respectant entièrement la forme
précédente ; et on a de grandes raisons de supposer
que le moule primitif s'altère plus sous l'influence des
vibrations étrangères que sous l'action spontanée des
échanges moléculaires se succédant dans le temps (1).

(1) Ceci étonnera peut-être, mais, il n'est pas nécessaire que la même impression A, corresponde chez deux individus différents aux mêmes *dessins
vibratoires* (ceux-ci peuvent différer par suites des différences dans les points

Une remarque d'un autre ordre est à faire sur ce
mécanisme du souvenir, c'est que d'une part, il est très
probable qu'une cellule impressionnée d'une certaine
façon B, par un mode vibratoire A, soit susceptib lede
subir assez facilement une impression B' *nouvelle, mais
très semblable* à B; avec un mode vibratoire A' très voisin de A. On comprendrait ainsi un mode de transfor-
mation insensible d'une de nos représentations mentales, évoluant pour ainsi dire, sur place et peu à peu.
Ce phénomène très vraisemblable sera peut-être sus-
ceptible plus tard d'une vérification expérimentale,
en raison des difficultés que l'on a actuellement dans
l'observation des groupements nodaux si petits et si
complexes dans les vibrations des membranes et des
plaques.

D'une autre part une même impression peut probablement être enregistrée dans plusieurs cellules à la
fois, avec plus ou moins d'intensité dans chacune
d'elle, selon l'état antérieur de celle-ci.

Cette hypothèse, également possible et très probable, donne aussi un mode de renforcement d'une
impression ou d'un genre d'impressions analogues,
et une cause de diverses modifications et des variations
que nous pouvons éprouver dans la connaissance de
cette impression, de ce souvenir.

Quoique nous croyons ces deux ordres de faits
vrais, nous n'y insisterons pas davantage, car ils sont

d'appui des cellules), et correspondrent néanmoins à une connaissance identique de l'impression A, chez les deux individus. On n'a pour le concevoir qu'à
se rappeler les conditions de production de la connaissance.

plus utiles pour des explications de détails psychiques que pour la compréhension du mécanisme d'ensemble de la fonction. Ajoutons seulement qu'il pourrait se faire qu'un conducteur habitué à transmettre un certain mode vibratoire, en transmette plus péniblement un autre, (à cause de ses propriétés biologiques), et qu'un certain choix se fasse dès la réception à la périphérie, ce qui faciliterait d'autant la localisation et la systématisation aux cellules corticales. Ceci étant dit d'une façon très générale. Mais où ceci se saisit plus facilement c'est, lorsque l'on se trouve en présence d'une représentation ou d'un groupe se renouvelant fréquemment avec persistance; lorsque l'on est en présence de ce que l'on appelle une idée forte; il est probable que, dans ce cas, cellules et conducteurs participent d'une augmentation progressive dans la facilité réceptive de mêmes modes vibratoires; et la suractivité de la circulation immédiatement locale, vient aider également aux besoins des échanges et entretenir la suractivité fonctionnelle de ce cycle précis de représentations.

Nous venons d'effleurer quelque peu le mécanisme de l'association des idées. Il est assez connu et après l'analyse du mécanisme général que nous venons de faire, on pourra l'entrevoir facilement en combinant les détails que l'on voudra. Disons seulement qu'après l'évocation d'un souvenir (1), d'une représentation,

---

(1) La mise en mouvement, en vibration, d'une ou des cellules dont la possibilité vibratoire correspond pour chacun de nous, à la connaissance de cette représentation.

soit sous une influence locale due *au hasard* de la circulation, des mouvements vitaux voisins; soit sous la *sollicitation d'impressions assez semblables*, de modes vibratoires transmis presque identiques, ainsi que nous l'avons étudié ; si ce souvenir présente quelque intérêt pour nous, nous faisons appel aux diverses impressions de même ordre, et, *par le second* des modes d'influences ci-dessus ; nous arrivons à faire vibrer tout un cycle de représentations, d'images, de souvenirs et de sensations de tout ordre, souvenirs qui nous placent dans un état conscient, tel que nous l'avons étudié dans le chapitre précédent.

Le point de départ de cet état conscient aura pû être soit le hasard d'une reviviscence spontanée, soit l'enchaînement par similitude, provenant de l'état de conscience précédent.

Nous venons de voir le cycle complet, dans ses lignes générales, du mécanisme du souvenir, de ses variations et en même temps de l'association des idées et de la production des états de conscience. Pour résumer l'étude de ce mécanisme, rappelons en quelques mots le schéma auquel nous sommes parvenu.

Les impressions périphériques de tout ordre parviennent aux cellules corticales par un processus « téléphonique » probablement simple; conservées en leurs qualités respectives distinctes jusqu'à la vibration mécanique terminale dans la cellule, (substratum matériel de notre connaissance). Ce mode vibratoire est la cause d'une différenciation moléculaire dans la

cellule psychique, par le processus chimique, vital,
que nous avons examiné. Une fois différenciée, la
cellule ne vibre plus facilement que dans ses cassures
initiales quelles que soient celles-ci et, lorsque par suite
d'une des causes étudiées, la cellule entre en vibration,
nous avons la connaissance correspondante de l'impression primitive.

Naturellement, ce que l'on peut demander à une
théorie, c'est d'expliquer le mieux possible les faits
pour le présent, quitte à être successivement complétée
quant aux détails (1) et affirmée ou infirmée, par la
série des découvertes cliniques ou expérimentales à
venir.

Ici, nous avons pour justifier notre exposé du mécanisme de la mémoire, l'application de lois physiques
et chimiques très générales, auxquelles les cellules nerveuses, loin de paraître avoir des raisons de se soustraire,
ont au contraire un ensemble de conditions anatomiques
ou biologiques entièrement capables de leur permettre
de subir ces lois: ainsi la rapidité extrême des échanges (2), l'union parfaite des conducteurs et la liberté

---

(1) On peut, par exemple, se poser la question de savoir si la transmission
est toujours analogue à la transmission téléphonique simple, si, il ne se produit parfois l'analogue du processus téléphonique à pile ; ainsi, dans certaines
impressions, telles que celle du goût, de l'odorat. Mais ceci ne change rien au
sens général des processus.

(2) Si cette rapidité est diminuée de telle sorte que la durée d'une vibration n'ait jamais le temps de s'enregistrer, il n'y a pas possibilité de souvenir,
(à moins peut être que la même impression soit prolongée extrêmement longtemps).
C'est un mode de limitation du souvenir capable de trouver des applications
soit dans la série animale, soit à certaines formes pathologiques.

relative des cellules. D'autre part, il nous semble que le cycle du mécanisme général du souvenir, de ses variations, de ses aboutissants (états de conscience), est assez complètement soutenu et représenté par les processus biologiques et physiques que nous avons étudiés : on s'explique la partie saillante des phénomènes et on peut les suivre dans leurs conséquences et leur évolution totale.

On connaît, par exemple, cette expérience de Wundt, qui consiste à éclairer un dessin, placé dans un lieu obscur, par une série d'étincelles électriques. La perception, très confuse aux premières étincelles, devient de plus en plus distincte aux suivantes. « L'impression produite sur la rétine est pourtant la même à chaque étincelle ; mais, chaque fois, la perception est complétée, précisée, grâce au souvenir formé dans l'esprit par les perceptions précédentes (Binet. Psychologie du raisonnement, page 11). » Il ne peut, en effet, en être autrement, car l'impression laissée par l'image instantanée d'un dessin inconnu ne peut poduire de substratum matériel suffisant pour constituer un souvenir que l'on puisse évoquer et apprécier Tandis que, par la répétition de la même impression, pourtant si fugitive, le processus matériel du souvenir se poursuit par additions successives, et la perception consciente est possible.

Ces diverses conditions de durée, de répétition, d'intensité nécessaires à un souvenir durable ; celles de sa reviviscence, soit spontanée, soit par voie de similitude ou d'association, s'expliquent facilement parce qu'on a vu précédemment, et l'on assiste au mécanisme matériel, à la physiologie de chaque manière d'être de l'évènement psychique.

Si, de là, on passe à un certain nombre de qualités de durée, de nature et de rapports entre ces mêmes souvenirs, on arrive à ce qui constitue la plus importe partie de la psychologie de notre état normal, aux états conscients.

Nous verrons, dans les études de pathogénie nerveuse que nous ferons ultérieurement, le parti qu'il sera possible de tirer de ces manières de voir, dans les divers cas de pathologie, d'hypnotisme, etc.

Un dernier aboutissant de la fonction psychique reste à étudier, c'est la volonté.

Sur ce paragraphe nous serons bref, ayant peu à ajouter aux idées modernes, en particulier à celles que l'on trouve exprimées dans le remarquable travail de M. Ribot, sur les maladies de la volonté.

Comme lui, nous croyons que cette faculté n'a pas de mécanisme matériel distinct des processus de l'association des idées.

« La volition, dit-il, que les psychologues intérieurs ont si souvent observée, analysée, commentée, n'est donc pour nous qu'un simple état de conscience... De plus elle n'est cause de rien. Les actes et mouvements qui la suivent résultent directement des tendances, sentiments, images et idées qui ont abouti à se coordonner sous la forme d'un choix. En d'autres termes — et pour ne laisser aucune équivoque, — le travail

psycho-physiologique de la délibération aboutit d'une
part à un état de conscience, la volition, d'autre part
à un ensemble de mouvements ou d'arrêts. Le « *je
veux* » *constate une situation mais ne la constitue pas.* »
Et plus loin : « C'est dans la tendance naturelle des
sentiments et des images à se traduire en mouvements
que le secret des actes produits doit être cherché. Nous
n'avons ici qu'un cas extrêmement compliqué de la
loi des réflexes, dans lequel, entre la période dite
d'excitation et la période motrice, apparaît un fait
psychique capital ds la volition. » Ribot loc. cit. »

A côté du « je veux » il y a la négation, la puissance
d'arrêt de la volition, ce que l'on appelle le pouvoir
d'inhibition ; et, les principales idées relatives à ce
sujet méritent de nous arrêter.

Les théories sur l'origine des phénomènes d'inhibition, sont nombreuses. Des auteurs ont admis des
centres spéciaux. Setschenow les place dans les
couches optiques et la région des tubercules quadriju-
meaux, Goltz dans le cerveau proprement dit et
Ferrier localise dans les lobes frontaux des centres
modérateurs qui seraient les facteurs essentiels de
l'attention. D'une manière générale, il u'y a pas lieu
de s'étonner trop de ces divergences, car tantôt les
arrêts portent sur les réflexes en général, tantôt ont
pour objet l'attention psychique : en somme cercles
de *notions* bien *organisées*, susceptibles d'être *localisées*
comme toutes les autres et en des points spéciaux pour
chaque groupe.

On a d'ailleurs montré que l'on pourrait avoir des

phénomènes d'inhibition soit d'origine périphérique, soit d'origine centrale, soit par activité psychique, soit par activité psycho-sensorielle (Feré): ainsi l'augmentation ou la diminution de la force musculaire sous une émotion agréable ou désagréable.

D'après Brown-Séquard, un centre quelconque aurait accessoirement le pouvoir d'influencer les autres dans le sens de l'inhibition, soit que, du point *lésé* parte une excitation, qui annihile le territoire nerveux, soit que la section ait interrompu des fibres que normalement excitaient ces centres. (L. Rodet, de l'inhibition, p. 104. Thèse d'agrégation, 1885.)

Quoiqu'il en soit, il est à remarquer que, dans les faits expérimentaux, les lésions peuvent en effet interrompre simplement les cordons qui transmettent les vibrations, dans d'autres cas, faire l'office d'excitations vives pour divers territoires.

Et, pour en revenir à notre point de vue, le fonctionnement psychique normal, il nous semble qu'en considérant les idées de la *nécessité de l'attention*, de la *nécessité de la volition*, comme des idées analogues à toutes les autres; ayant probablement, à ce titre, une certaine localisation; (nous nous trouvons ici dans une condition autre que dans l'expérimentation à l'aide d'instruments); il peut se produire deux faits : l'emploi fréquent, la vibration facile et puissante de ces centres, en conséquence, fréquence des actes volontaires ou de la puissance d'attention (homme d'action); ou bien leur emploi rare, pénible, soit par excès d'excitation des autres centres psychiques, soit pour toute autre cause

pathologique ; et, comme conséquence, peu de fréquence de la détermination volontaire,(homme spécu-
latif).

Dans ce cas on ne *pense pas souvent à vouloir*, et quand
on le fait, c'est faiblement, par les raisons ordinaires
de conditions vibratoires des centres peu employés.C'est
un centre de souvenir comme un autre (1), dont on
fait plus ou moins d'usage, selon les constatations de
nos états de conscience, de nos idées et de nos goûts.

Au point de vue psychique,la volition est fonction
de nos états de conscience et de notre utilité ; ce qui
revient à dire, qu'elle n'est fonction que de nos états
de conscience.

Nous avons étudié jusqu'ici, d'abord d'une manière
générale,les différenciations fonctionnelles des cellules
et cherché ce qui, au point de vue chimique, pouvait
valoir aux cellules nerveuses leurs propriétés particu-

---

(1) Voici comment on peut énoncer cette idée sous une autre forme,
On sait que les mouvements, d'abord livrés au hasard, se groupent peu à
peu, se coordonnent, en vue de chaque but à atteindre, de chaque acte à
accomplir. Ces groupements constituent autant de centres de mémoires organisées (c'est-à-dire ayant acquis une sorte d'automatisme très rapide par
suite de l'extrême répétition). Ces centres moteurs ont donc réuni sous leur
dépendance la série des mouvements à faire pour tel ou tel acte, mais ce sont
des centres de mémoires comme les autres, *qui entrent dans un état de conscience*, soit spontanément, soit, le plus souvent, par *voie d'association*. On a
donc, si l'on veut, dans un acte de volition, trois sortes de mémoires faisant
partie du même circuit psychique : les souvenirs générateurs de l'acte, le
souvenir de l'utilité d'exécuter, d'agir à un moment donné, et le centre de mémoire des mouvements nécessaires pour l'accomplissement de l'acte ; et, lorsque par voie d'association entre ces centres, la prédominance vibratoire arrive
à atteindre ces derniers, les mouvements s'effectuent,puisque ce sont ces centres qui ont localisé à leur profit l'excitation motrice de tel ou tel mouvement.

lières. Puis nous avons analysé successivement, quant aux mécanismes possibles, la conscience, la mémoire et la volonté, c'est-à-dire les mécanismes généraux des grands attributs psychiques. Parmi ceux-ci, nous en avons trouvé un, la mémoire, représenté par un substratum matériel bien saisissable, les autres ne constituant que des effets divers de celui-ci.

Quelques modes particuliers des états psychiques, tels que le sommeil et le rêve, seront analysés avec plus de profit lorsque nous étudierons ultérieurement l'hypnose et le somnambulisme pour lesquels ils formeront une sorte de transition naturelle.

On comprend que, dans une thèse inaugurale, nous n'ayons pu qu'esquisser un programme, duquel nous espérons que le lecteur, familiarisé avec ces questions, comblera sans difficulté les lacunes. Trop heureux, si, pour notre part, nous avions pu lui rendre plus commode ou plus claire la compréhension de ces phénomènes.

# ADDENDA

Quelques amplifications ne seront pas inutiles pour éclaircir certains points de notre étude et nous ne croyons pouvoir mieux faire que de les donner ici.

Une première impression qui peut étonner le lecteur qui a bien voulu suivre notre travail jusqu'au bout est ce semblant de petitesse et de fragilité dans les phénomènes matériels qui régissent nos fonctions psychiques normales. On aurait pu s'attendre à plus de complications dans les lois génératrices de ces phénomènes et à la nécessité d'une exposition bien plus longue, en rapport avec la délicatesse de notre psychologie telle que nous la connaissons. Mais, si l'on veut bien se rappeler que, précisément lorsque l'on dissocie soigneusement nos différents états psychiques, les états de conscience et de volition s'écartent déjà et s'éliminent complètement pour ne laisser *en face d'un processus producteur matériel,* qu'un seul état : celui de l'impression directe ou du souvenir; — l'ensemble constituant seul cette complexité extrême de notre psychologie, — on voit combien déjà la question se simplifie. On n'est plus en présence que de sensations diverses et de leur réviviscence. Pour cela un mécanisme fondamental : le principe physique du transport des divers mouvements vibratoires : avec la conservation jusqu'au point terminal, du mode précis qui

les distinguait au départ les uns des autres; et, après
la réception cellulaire, un procès nutritif très constant
qui les fixe dans leurs différentiations variées.

On se rappelle ici les différentes lois physiques et
chimiques qui entrent successivement en jeu, soit
dans la transmission, soit dans la fixation de l'impression considérée. On sait d'autre part, et ici la démonstration est rigoureuse, que lorsque la cellule vibre,
après un temps plus ou moins long, de la même manière que lors de l'impression initiale, nous avons la
*connaissance* de cette impression.

Ces processus matériels peuvent s'exprimer en peu
de lignes, quant à leurs traits généraux, mais n'en
est-il pas de même pour n'importe quelle loi régissant
une de nos fonctions physiologiques lorsque nous
arrivons à la pénétrer? Ainsi des échanges respiratoires
reposent principalement sur les différences entre les
tensions de dissociation de deux gazs; la fonction
rénale, probablement sur des différences de pouvoir
osmotique entre diverses substances : ce qui n'en constitue pas moins une série de mécanismes spéciaux à
chaque fonction et par ce fait, de l'ensemble de l'être
vivant, une machine d'une complexité extrême, grâce
à la diversité et à la multiplicité des processus en cause.

Et pour les états psychiques, la fonction se com-
plique infiniment, non seulement par les diverses
variations et échanges qui peuvent se produire et
s'expliquer dans les phénomènes initiaux, souvenirs
et sensations; mais surtout, par les conditions nouvelles, et toutes spéciales aux fonctions du cerveau

dans lesquelles nous placent ces phénomènes initiaux, qui servent ensuite de point de départ aux états qui constituent la supériorité de notre moi psychique : aux états de conscience et de volition.

Ceux-ci surviennent comme les éclats de lumière d'un miroir à allouettes, qui se dégagent du jeu de ses mille facettes ; ils apparaissent et s'évanouissent comme eux en raison des rapports réciproques des souvenirs. Le point de vue spécial, qui nous maîtrise à un moment donné et au travers duquel nous objectivons dans un champ restreint, ces sensations et ces souvenirs, — peut être comparé à la source fixe, éclairante, dont le déplacement fait varier par lui-même le jet lumineux des facettes comme les résultantes du jeu mobile de nos souvenirs.

Pour en revenir à la légitimité du *mécanisme* du souvenir tel que nous l'avons exposé, que l'on compare ce mécanisme, poursuivi dans son cycle complet, dépendant de lois physiques et chimiques générales et connues dans leurs phénomènes principaux ; avec d'autres, qui font dépendre les faits de mémoire, soit de nouvelles convexions, filets nerveux, qui se rompraient ou s'établiraient entre les cellules ; soit d'une décomposition des éléments centraux.

Quant à cette création constante de convexions changeantes et variées, jusqu'à démonstration bien évidente du contraire, nous continuerons à croire que les filets tenus du réseau cérébral sont anatomiquement fixes et stables et que ce sont les cellules qui tour à tour,

suivant les mécanismes d'associations tels que nous
les avons étudiés et compris, entrent en mouvement
vibratoire plus ou moins durable; chaque vibration B,
étant pour nous la connaissance, la perception, de
l'impression A, qui l'a produite la première fois; avec
la réserve des atténuations possibles et des modifications dont nous avons étudié les causes, principalement dans les pages 60 et suivantes.

Quant aux décompositions des éléments, elles n'ont
pas plus d'importance que les apports et nous avons
vu le rôle précis de cette nutrition, de cet état d'é-
quilibre régulier des échanges, dans la *possibilité de
l'enregistrement* matériel du dessin vibratoire particulier, communiqué à la cellule par l'impression considérée.

Une simple fonte cellulaire, expliquerait bien mal
en particulier le pouvoir de reviviscence, tandis que,
qu'est-ce qui explique mieux ce fait que le re-
nouvellement d'une vibration, rapide, mais toujours
semblable à elle-même, s'accentuant et se fortifiant au
contraire, par la répétition qui peut être aussi prolongée
que l'on veut ; mouvement qui est pour nous ce substratum matériel de la connaissance première, comme
les mots imprimés sont le substratum écrit des objets
les plus divers qu'ils représentent ; sans cependant af-
fecter aucune analogie de forme ou de couleur avec ces
objets. Quel mécanisme s'adoptera mieux aux effets
produits sur nous par les *impressions analogues* qui « ra-
vivent nos souvenirs », c'est-à-dire, trouvent des cellules, dont une empreinte matérielle presque sembla-

ble vibre facilement sous cette excitation de même ordre, nous donne instantanément la sensation de l'impression ancienne, en même temps que la perception de la connaissance actuelle.

Ajoutons également quelques mots au sujet de l'attention. Sergi s'exprime ainsi : « C'est un procès de différenciation encore plus grand que nous nommons attention : l'onde excitatrice devient plus restreinte et plus intense ; plus localisée et plus directe ; par suite le phénomène entier prend une *forme claire et restreinte*. — *Teoria fisiologica della percezione*. CH. XII p. 216. » Pour nous, nous comprenons ce résultat par ce fait que le groupe, le cycle de cellules, représentant un état de conscience donné, arrive peu à peu à vibrer et plus fortement et plus facilement que tous les autres, acquérant de plus en plus une double supériorité sur ceux-ci : une nutrition dérivée à leur profit, et une difficulté plus grande pour les autres d'entrer en mouvement d'une façon prépondérante, au sortir du repos.

Ribot distingue très bien l'attention spontanée, qui donne un maximum d'effet avec un minimum d'effort, de l'attention volontaire qui donne au contraire un minimum d'effet avec un maximum d'effort. Ce qui correspond aux cas ou les centres en jeu entrent plus ou moins facilement en mouvement, dans ces derniers on est obligé de faire souvent appel, au souvenir de la *nécessité* de l'attention et on cherche par toutes les associations d'idées possible, en rapport avec le sujet, à accroître l'excitabilité générale, du cycle d'impressions dont on a besoin.

Un exemple de notre vie journalière va résumer le rôle et la place de ces divers états psychiques. Prenons un homme se promenant dans la rue, il laisse aller ses idées au hasard, rien ne le préoccupe particulièrement ; les passants, les voitures, le mouvement qui l'entoure lui sont également indifférents, et les mille sensations visuelles ou auditives qu'il en éprouve, soit tantôt en raison de leur rapidité, tantôt en raison de leur manque de rapports naturels avec ses souvenirs, n'éveillent en lui aucun état clairement conscient ; il ne pense à rien, selon l'expression vulgaire. Mais qu'il aperçoive à la vitrine d'un marchand, un objet qui le frappe et aussitôt un état de conscience se produit, il connaît la nature de l'objet, son emploi, il constate qu'il en a besoin, etc, Si depuis longtemps il cherche un objet semblable, le cycle de ses idées, de ses souvenirs relatifs à l'objet vibre très facilement, avec intensité et l'état d'attention spontanée se produit. Puis se pose la question de l'acquisition et lorsque l'excitation des centres psycho-moteurs est devenue suffisante, par l'association, l'acte se produit. — Dans bien des cas l'acte volontaire, succède de suite à l'état de conscience il n'y a ni hésitation, ni discussion, celle-ci ayant eu lieu préalablement pour des circonstances analogues. — On peut facilement se rendre compte et analyser des cas plus complexes, et on trouvera à l'état normal, l'application des diverses combinaisons des états psychiques que l'on vient d'étudier. Pour

terminer rappelons par un tableau la genèse de ces
divers états :

1° SOUVENIRS, SENSATIONS (1). — *Mécanisme matériel.*
                       *Fonction physiologique du cerveau*
   pouvant donner lieu à des

2° ÉTATS CONSCIENTS. — Mécanisme : *Jeu des souvenirs*
                            *et des sensations*
   pouvant donner lieu à des

3° VOLITIONS. — Mécanisme ; *Jeu des états conscients.*

Enfin nous tenons à nous excuser, si parfois et
sciemment nous avons reculé devant une surcharge
d'explications pour suivre le détail précis du fait,
avec une rigueur complète ; mais, nous voulions avant
tout, pour un premier travail, être compris quant aux
grands traits des phénomènes étudiés, quitte à répondre plus amplement lors des objections qui pourront se produire.

(1) Ce qui s'équivaut, quant au mécanisme de réception et de perception.

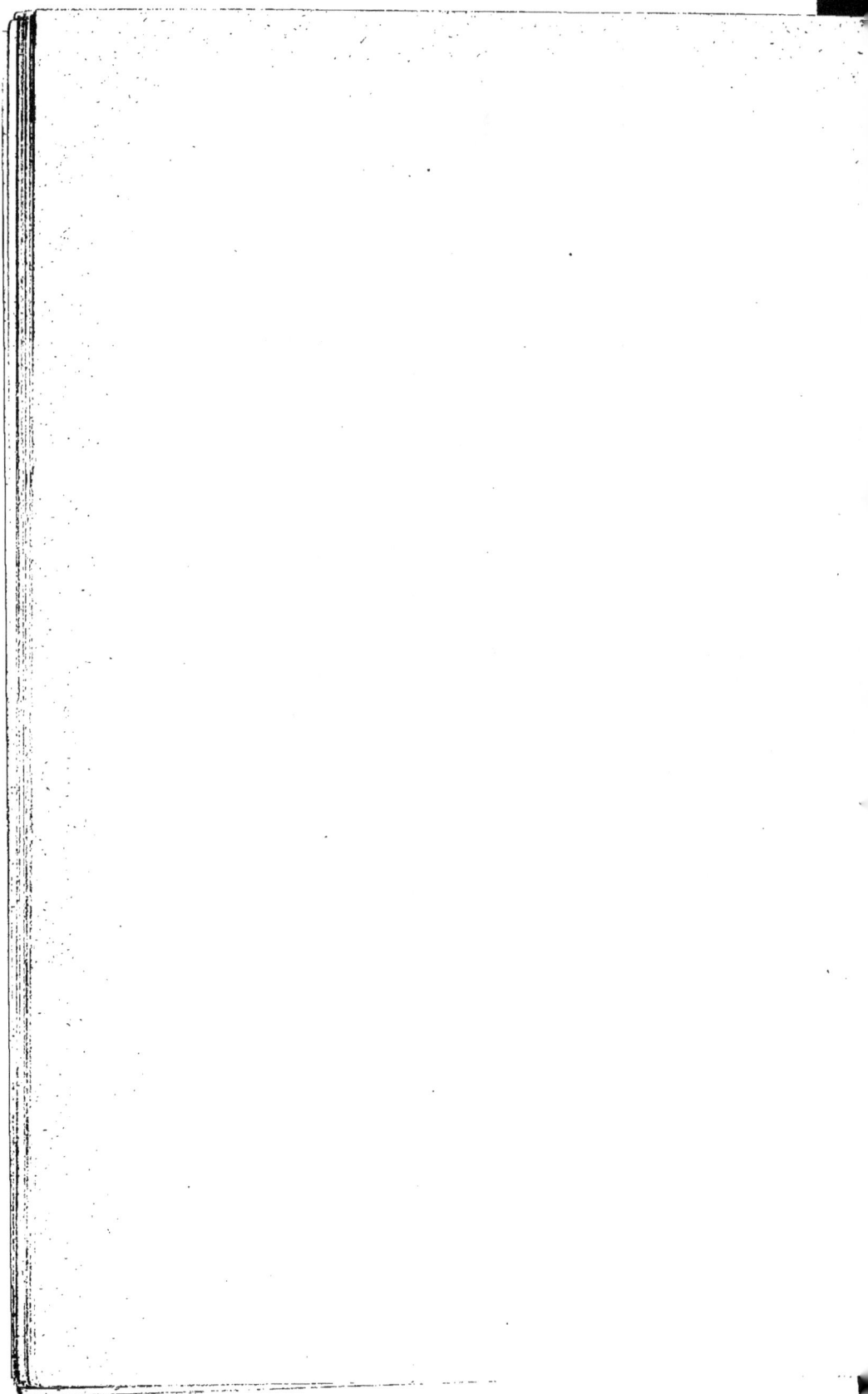

# RECHERCHES EXPÉRIMENTALES

SUR QUELQUES POINTS DU SUJET

---

**Expériences faites au laboratoire de physique et au laboratoire de physiologie de la Faculté de Médecine.**

*Nota.* — Les résultats des essais divers que nous avons tentés sont résumés ici, plutôt comme indications d'expériences à poursuivre que pour servir d'appoint, aux idées exprimées dans notre travail. Car, entreprises simultanément sur des sujets très divers, ayant exigé par conséquent chaque fois, un apprentissage spécial pour la technique à suivre, nous n'avons pas la prétention de donner, en ces recherches, un terme atteint et fini. Plusieurs sont au contraire, encore en cours.

## PREMIÈRE SÉRIE

*Expériences sur les vibrations et les transmissions vibratoires mécaniques.* — La plupart des essais suivants ne sont que des constatations directes de faits connus ou faciles à prévoir, mais utiles néanmoins à pouvoir citer pour répondre à certaines objections médicales sur quelques parties de notre sujet.

*Expériences sur les conditions nécessaires à la transmission des vibrations mécaniques dans un conducteur quelconque.* — De nos essais, il résulte que :

1º Pour un conducteur solide et résistant (fil métallique), il suffit, pour que la transmission s'effectue, qu'il oppose une résistance mécanique efficace au corps vibrant.

Dans ces conditions, la forme et la direction du fil peuvent être quelconques.

2° Pour un conducteur mou, il suffit qu'il y ait une certaine tension entre le corps vibrant et le récepteur. Cette tension est efficace dans de très larges limites.

3° *Influence de contacts surajoutés à un conducteur mou.* — Les transmissions s'effectuent encore (sur un téléphone *simple*) si l'on place sur le fil conducteur un corps suspendu en un point unique et d'un poids modéré.

4° Enfin, le fil téléphonique plongé dans une colonne d'eau (de 1 met. de hauteur) transmet parfaitement.

Cette dernière épreuve place le conducteur dans des conditions un peu analogues au cylindre-axe dans la myéline. Il ne s'agit ici que de vibrations mécaniques et non de courants électriques.

5° *Sur les vibrations des liquides.* — Elles sont faciles à étudier en faisant vibrer, par un archet, le vase contenant le liquide. Elles représentent les particularités suivantes : Les ondes des parties en mouvement sont très visibles, d'une finesse extrême pour les sons aigus et correspondant aux dessins des plaques vibrantes. Avec des liquides plus fluides que l'eau, comme la benzine, elles sont instantanées et d'une netteté admirable; avec des liquides moins fluides, comme l'eau glycérinée, elles se propagent moins facilement et sont plus lentes.

6° Nous aurions voulu avoir la démonstration expérimentale de ce fait que des groupements très semblables (dans les portions vibrantes), sur une plaque téléphonique, correspondent à des effets de sonorité très voisins; mais la technique pour arriver à résoudre cette question particulière est encore à trouver. Cependant, en attendant mieux, on constate qu'en faisant vibrer à l'archet une plaque sonore, une faible différence, de quelques comas, dans la sonorité, ne modifie qu'à peine la situation des lignes nodales.

## DEUXIÈME SERIE

*Expériences relatives à la nature du fluide nerveux.* — Nous avons cherché si les chocs brusques sur les nerfs ou les centres nerveux sont capables de produire un courant *électrique parcourant le nerf.*

1º Avec le galvanomètre à miroir, de d'Arsonval, à double fer à cheval, instrument extrêmement sensible; et des électrodes impolarisables, la pression brusque et intense n'a rien donné soit sur des nerfs, (sciatique), soit sur des moelles enlevés de suite à des lapins sacrifiés à cet effet. La conductibilité du nerf pour l'électricité était vérifiée chaque fois.

2º Nous avons repris la même expérience sur l'animal vivant : des fils de platine très fins traversaient le sciatique et le tenaient légèrement soulevé; aucun contact n'avait lieu avec les muscles, la conductibilité était vérifiée comme précédemment. Dans ces conditions, des excitations *centripètes* et *centrifuges* étaient successivement cherchées sur l'animal, qui réagissait parfaitement; mais, pas plus dans un cas que dans l'autre, le galvanomètre de d'Arsonval (que l'on avait préalablement ramené au repos avec soin) n'a accusé le moindre courant, la moindre déviation.

Nous avons essayé ensuite des excitations d'une plus grande masse nerveuse, mais ni la commotion cérébrale violente, ni des chocs et des fractures de la colonne dorsale ou lombaire n'ont *fait dévier le galvanomètre,* et cependant l'excitation nerveuse passait, ainsi que le montraient les réactions très vives de l'animal, entre autres celles du train postérieur; de plus, l'excitabilité du sciatique a été vérifiée à nouveau après la mort(1).

(1) A propos de la nature du fluide nerveux et de ce que nous en avons dit, notamment dans notre deuxième série d'expériences, rappelons que ce fluide a été assimilé à une propagation d'ondes

3o Enfin de la substance grise, fraîche, du cerveau d'un chien, placée de manière à pouvoir être comprimée ne donnait également rien au galvanomètre de Nobili.

De cette seconde série d'expériences, nous croyons pouvoir conclure que le fluide nerveux soit moteur, soit sensitif, *n'est pas analogue au fluide électrique;* contrairement à des idées répandues en Allemagne. Déjà les différences totales des vitesses étaient un argument en faveur de ce fait, et nous avons vu que quelles que soient les manières dont on varie l'expérience, *l'excitation nerveuse, biologique, parcourant le cylindre-axe, est sans action sur le galvanomètre.*

On a vu que, dans le courant de notre travail, nous avons admis le plus souvent que, dans les excitations portées au cerveau, le transport pouvait être celui d'un simple mouvement vibratoire *mécanique* (analogue à ceux étudiés dans la première série d'épreuves). Les essais précédents, négatifs au point de vue électrique, sont un nouvel appui à cette manière de voir, qui concorde également bien avec les *vitesses* des courants nerveux. Nous avons tenté d'obtenir la contre-épreuve sur un sciatique de grenouille, réséqué et soumis à un procédé particulier. Mais cette expérience, très délicate, n'a pas encore donné de résultats concluants et est encore en cours, tandis que les précédentes sont, au contraire, très nettes. (1)

---

explosives. Mais Berthelot a trouvé pour ce genre d'ondes vibratoires des vitesses qui s'éloignent beaucoup de l'onde nerveuse : 2861 m. par seconde, en moyenne, au lieu de 30 et 60 mètres pour cette dernière qui se rapproche au contraire beaucoup de 42 et 63 m. trouvés par Fouqué dans la vitesse de translation de vibrations mécaniques faibles (in Rev. scientifique, no 6, 1888, p. 167)

(1) Ces expériences n'ont rien de commun ici avec la variation négative ou avec l'électrotonus, qui sont l'étude des variations possibles, survenant à ce que l'on appelle, improprement à notre avis, *le courant propre* du nerf ; c'est-à-dire le courant allant de la *surface longitudinale* au milieu de la *surface de section,* lequel n'a rien à voir avec le courant physiologique, allant par le cylindre axe, du centre psycho-moteur au muscle qu'il fait mouvoir.

### TROISIÈME SÉRIE

*Quelques essais sur la mémoire élémentaire.* — Ces essais, inspirés par le professeur Ch. Richet, ont pour but de s'assurer de l'influence de la répétition d'une même excitation, assez faible pour ne presque rien donner au début, sur les réponses de l'animal.

Nous les avons tentés sur une tortue terrestre, assez vigoureuse, commodément disposée, de manière que tous ses réflexes fussent enregistrés. L'excitation était produite par des secousses faradiques très brèves et égales, et, dans quelques expériences, nous avons pu opérer constamment avec des *secousses uniques*, ce qui nous plaçait dans des conditions d'égalité rigoureuse.

Dans ces dernières conditions, nous pouvons dire que, sur l'animal en expérience, la répétition des excitations ne paraît pas déterminer une série de réactions de plus en plus vives, *lorsque l'on a soin d'attendre que le muscle soit revenu à son point de départ avant chaque excitation nouvelle*, afin de ne pas comprendre dans des additions purement musculaires les réflexes de l'animal. Il est un cas cependant où, parfois, cette réponse plus vive se fait sentir : c'est dans la réponse à la seconde excitation; après quoi, tout est régulier.

Néanmoins nous comptons poursuivre ces essais sur d'autres espèces animales.

### QUATRIÈME SÉRIE

*Sur les propriétés inhérentes à la matière des tissus.* — Nous avons voulu constater le fait dont il s'agit page 18 et voir si quelques tissus ne conservent pas leurs propriétés physiologiques principales en dehors de leur morphologie cellulaire normale.

Dans ce but, nous avons refait l'expérience du foie lavé de

Cl. Bernard, en la variant quelque peu pour l'objet de notre recherche.

Le foie *était parfaitement broyé* (*avec du sable*), puis lavé sur un filtre convenable, jusqu'à disparition totale du sucre, et ensuite abandonné pendant trois quarts d'heure à 38°. Il était alors lavé à nouveau; on débarrassait le liquide de son albumine par l'ébullition en présence du sulfate de soude et on recherchait le sucre par de petites quantités de liqueur de Fehling. Dans ces conditions, le sucre s'était toujours reformé, quoique en petite quantité.

Nous tenons à adresser, en terminant, tous nos remerciements à M. Weiss, chef du laboratoire de physique de la Faculté, ainsi qu'à notre ami, le D$^r$ Albournac, pour l'aide bienveillant qu'ils ont bien voulu nous donner dans quelques-unes de nos expériences.

## CONCLUSIONS

Nous ne pouvons redire ici les conclusions trop longues auxquelles nous conduit chacune de nos études particulières : on les trouvera à la fin de chaque paragraphe. Toutefois, nous pouvons, à un point de vue d'ensemble et très général, dire que :

1° La seule fonction physiologique du cerveau, ayant un processus matériel, est la réception, en leurs qualités distinctives, de toutes sortes d'impressions, la possibilité de la conservation et de la reviviscence de ces impressions, par les mécanismes étudiés.

2° Les facultés de la conscience et de la volition n'ont pas de processus physiologiques autres et différents du précédent. Elle ne sont que des conséquences, des corollaires de celui-ci.

# INDEX BIBLIOGRAPHIQUE

## PARTIE PHYSIQUE

DITTE. — Exposé de quelques propriétés générales des corps, in Encyclopédie Frémy.

G. TAIT. — Conférences sur les progrès récents de la physique.

JAMIN. — Cours de physique.

DESPLAT et GARIEL. — Physique médicale.

SAIGEY. — La physique moderne.

NAVILLE. — La physique moderne.

WERTHEIM. — Recherches sur les vibrations produites au sein d'un liquide. Ann. de chim. et de phy., XXIII, 435.

WHEASTONE. — Études sur les vibrations des plaques. Ann. de Pogg, XXVI, 151.

KOENIG. — Id. Ann. de Pogg, CXXII, 228.

D'ARSONVAL. — Les sciences physiques en biologie, in Journal la Lumière électrique, 1882.

EMILE MATHIEU. — Théorie des membranes elliptiques. Journal de Liouville, 2° série, XIII et XIV.

BERTHELOT et VIEILLE. — Sur l'onde explosive. Comptes rendus 1882 1ᵣᵉ p. 149, 822.

GERNEZ. — Analogies que présentent le dégagement de gaz d'une solution avec la décomposition de quelques corps explosifs. Comptes-rendus, LXXX, 64.

CHEVREUL. — Remarque sur l'affinité, id., LXII, 614-640.

FAVRE. — Influence de la pression sur les phénomènes physiques ou chimiques, id., LI, 827.

GRAHAM BELL. — De la production et de la reproduction du son par la lumière. Ann. de chim. et de phys., XXII, 399.

A. GUÉBHARD. — Nouveau procédé phonéidoscopique par les anneaux colorés d'interférence. Jour. de phys., IX, 1808, p. 242.

MERCADIER. — Eléments d'un mouvement vibratoire, id., p. 41 et 217.

KORTEWEG. — Sur la transmission du son par les fluides dans des tubes à parois élastiques, id., p. 127.

HERAPATH. — Physique mathématique, 1847.

NEUDELEEF. — Du rôle de la cohésion moléculaire dans les réactions chimiques des corps. Comptes-rendus, LXVI, 606.

TYNDALL. — La matière et la force.

BEAUNIS. — La force et le mouvement. Rev. scientifique, 24 janvier 1874.

SECCHI. — L'unité des forces physiques.

BREGUET. — Sur les expériences photophoniques de MM. Bel et Tainter. Comptes-rendus, XCI, 595.

WILLOUGHBY SMITH. — Sur la conductibilité du sélénium. Journ. of. soc. of. Teleg. Engin, XV, 73.

J. D. EVERETT. Uuités des constantes physiques, trad. Raynaud. Paris, 1883.

A. BANDSEPT. — Mécanique de l'électrolyse. Bull. de la Société internationale des électriciens, n° 35, 1885.

L. MAICHE. — Sur la téléphonie, id., n° 15, 1885.

MAXWELL. — La théorie de l'électricité, id., n° 31, 1886.

MARIÉ DAVY. — Recherches théoriques et expérimentales sur l'électricité considérée au point de vue mécanique, id., p. 285 en 1884.

C E. MERCADIER. — Sur la théorie du téléphone, id., p. 251, an 1887.

## PARTIE CHIMIQUE

WURTZ. — Dictionnaire de chimie.

BERTHELOT. — Essai de mécanique chimique.

A. GAUTIER. — Chimie biologique.

LEMOINE. — Article Phosphore, in Encyclopédie Fremy.

— Essais sur les équilibres chimiques, id.

ROUSSEAU. — Généralités sur les oxydes des sels.

GULDBERT et WAAGE. — Etude sur les affinités chimiques, Christiania. Edit. franç., 1867.

MICHEL et KRAFFT. — Mémoire sur les dissolutions salines. Ann. der Chem. und Pharm., XLI, 471.

SDHROETTER. — Sur une nouvelle modification du phosphore. Ann. de chim. et de phy. XXIV, 406.

STAS. — Recherches de statitisque chimiq. Ann. de chim. et de phys. XXV, 22 ; III, 145-289.

BERTHELOT. — Sur quelques relations entre la masse chimique des éléments, et la chaleur de formation de leurs combinaisons. Comptes-rendus, XC, 1511 ; XCI, 17.

— Stabilité chimique de la matière en vibration sonore. Comptes-rendus, XC, 487.

— Rôle de la pression dans les phénomènes chimiques, id. LXXXV, 1017; LXVIII. 536, 780, 810.

— Recherches' sur l'affinité, id., LVI, 431, 1168.

JOUBERT. — Sur la phosphorescence du phosphore. Ann. scientifique de l'École normale supérieure.

MITSCHERLICH. — Sur les réactions chimiques produites par les corps qui n'interviennent que par leur contact. Ann. de chim. et de phy. VIII, 15.

OGIER. — Sur la combinaison de l'hydrogène phosphoré avec les hydracides. Comptes-rendus. LXXXIX, 705.

CAILLETET. — Influence de la pression sur la combustion, id., LXXX, 487.

GLADSTONE. — Sur le chloroazoture de phosphore. Bull. de la Soc. chim., t. III, 113.

## PARTIE PSYCHO-PHYSIOLOGIQUE

WUNDT. — Elément de psychologie physiologique.

— Recherches sur le mécanisme des nerfs et des centres nerveux (Stuttgard, 1870).

CH. RICHET. — L'homme et l'intelligence.

— Psychologie générale.

— Les poisons de l'intelligence.

— Physiologie des muscles et des nerfs.

— Sur l'intelligences des infiniment petits. (Revue philosophique, janvier, 1888.)

MAUDSLEY. — L'homme et l'intelligence.

— Le crime et la folie.

— Physiologie de l'esprit, trad. de Herzen.

BUCHNER. — Science et nature.

EGGER. — La parole intérieure.

L. FERRI. — La psychologie de l'association.

BINET. — La psychologie du raisonnement.

DÉJERINE. — Leçons sur l'aphasie. Semaine méd. 1884, n° 44
et 47.

G. BALLET. — Le langage intérieur et l'aphasie.

BOUCHARD. — Ramollissement du lobe antérieur droit sans
aphonie. Société de biologie 1865.

MOSSO. — La peur.

TH. RIBOT. — Les maladies de la mémoire.

— Les maladies de la volonté.

— Les maladies de la personnalité.

H. LOTZE. — Psychologie physiologique.

C. BERNARD. — Des fonctions du cerveau, (in Rev. des Deux-
Mondes, mars 1872.

— Leçons sur les propriétés des tissus vivants.

CHARCOT. — Leçons sur les maladies du système nerveux.

— Policlinique, 1887-1888.

CARLET. — Art. Nerveux, physiologie comparée, in Dictionnaire encyclopédique des sciences médicales.

J. RENAUT. — Art. Nerveux, anatomie, id.

F. FRANCK. — Art. Nerveux, physiologie, id.

— Art. Nerfs, id., id.

FERRIER. — The functions of the Brain London 1876.

RODET. — L'inhibition, thèse d'agrégation, Paris 1885.

Sicilani. — Psychogénie moderne.

Hoeckel. — La psychologie cellulaire.

Déjerine. — De l'hérédité dans les maladies nerveuses.

H. Spencer. — Principes de biologie.

— Principes de psychologie.

— Les premiers principes.

Bouchard. — Aphasie sans lésions de la troisième circonvolution frontale gauche. Société de biologie, XVI, p. 111.

Grasset. — Revue sur les localisations dans les maladies cérébrales. (Montpellier médical, avril 1876.)

J. Harvey. — Le fluide nerveux.

Ferrier. — Les fonctions du cerveau.

Vulpian. — Rech. exp. sur la régénération des nerfs séparés des centres nerveux. Mémoires Société de biologie, 343, 1859.

Bernstein. — Les sens.

Ch. Bastian. — Le cerveau, organe de la pensée.

Bain. — Les émotions et la volonté.

— Les sens et l'intelligence, trad. Cazelles.

— La science de l'éducation.

Luys. — Le cerveau et ses fonctions.

Vulpian. — Leçons de physiologie générale et comparée du système nerveux.

— Mémoire sur les effets de la compression des nerfs. Comptes rendus, 3 déc. 1855.

J. Falret. — Art. Amnésie, in. Dict. Encyclopédique.

Laycock. — On certain disorders and defects of memory.

— A chapter on some organic laws of personal and ancestral memory.

Brain. — Journal of Neurology, octob. 1879.

G.-H. Lewes. — Problems of life and mind.

Carpenter. — Mental Physiology.

Delboeuf. Théorie générale de la sensibilité.

Taine. — De l'intelligence.

Dugald Steward. — Philosophie de l'esprit humain. Trad. Peisse.

VIERORDT. — Der Zeitsinn nach Versuchen.

ABERCROMBIE. Essay on intellectual powers.

HUGHLINGS JACKSON. — Art. in West Riding Asylum Reports.

LOUYER VILLERMAY. — Essais sur les maladies de la mémoire.

FORBES WINSLOW. — On the obscure diseases of the brain and disorders of the mind.

MATHIAS DUVAL. — Leçons sur la physiologie du système nerveux.

—    L'aphasie depuis Broca. (Rev. scientif. n° 25, 1887.)

—    Localisations cérébrales dans les hémisphères. (Trib. Méd., 248, 1877.)

GLEY. — Le « sens musculaire » et les sensations musculaires. Rev. philosop. XX, 601.

HERICOURT. — La graphologie. Rev. philosop. XX, 499.

B. PÉREZ. — La conscience et l'inconscience chez l'enfant. Rev. philosop. XX, 369.

STUMPF. — Sur la représentation des mélodies, 617.

SCHUPPE. — Que sont les idées? 217 et 219.

STANLEY-HALL. — La psychologie expérimentale, 442.

W. VON TISCH. — Temps de l'aperception, 447.

BINET et FERÉ. — La polarisation psychique. Rev. philos. XIX, 369.

BEAUNIS. — Recherches expérimentales sur l'activité cérébrale, 668.

EBBINGHAUS. — La mémoire, recherches expérimentales, 687.

LICHTHEIM. — Sur l'aphasie, 588.

MERCIER. — La décharge nerveuse, 350.

LERGE. — L'origine des phénomènes psychiques, 702.

WUNDT. — Sur le concept d'âme, 473.

DELBOEUF. — Le sommeil et les rêves. In 12, Paris Alcan.

P. JANET. — Les actes inconscients dans le somnambulisme provoqué. Rev.philos., XXII, 577.

G. SOREL. — Sur les applications de la psychophysique. Rev. philos. XXII, 363.

SOURIAU. — La conscience de soi. Rev. philos. XXII. 449.

STRICKER. — La parole et les sons intérieurs. Rev. philos. XXII, 1.

BINET et DELBOEUF. — Les diverses écoles hypnotiques. Rev. philos. XXII, 532.

HARPF. — Intelligence des animaux. Rev. philos. XXII, 297.

SAURY. — La folie héréditaire. Rev. philos. XXII, 651.

BRADLEY. — L'attention. Rev. philos. XXII, 448.

F. C. MUELLER. — Physiologische Studien über Psychophysik (Leipzig).

DAURIAC. — L'acoustique psychologique, Rev. philosophique, XXI, 217.

DELBOEUF. — La mémoire chez les hypnotisés, id., 441.

FÉRÉ. — Sensation et mouvement. Contribution à la psychologie du fœtus, id., 247.

PAULHAN. — Le langage intérieur et la pensée, id., 26.

RICHET. — Origines et modalités de la mémoire, 560.

DOULIOT. — Sur l'image rétinienne, 389.

TANNERY. — A propos de la loi de Weber, 386.

BAUMANN. — Wundt, sa théorie de la volonté et son monisme, 106.

ANCAFORA-VENTURELLI. — Sur la loi de Bernstein, 106.

— Le processus nerveux et la sensibilité, 553.

CESCA. — Sur la nature de la conscience, 553.

STANLEY HALL et DONALDSON. — Les sensations motrices sur la peau, 436.

COTARD. — De l'aboulie et de l'inhibition en pathologie mentale, 675.

RICHET. — A propos des images mentales, 215.

HERZEN. — Les trois phases du retour à la conscience, 617.

BROWN-SÉQUARD. — Leçon d'ouverture sur la physiologie du cerveau (The Dublin journal of Med. Sciences, janvier 1876).

POZZI. — Des localisations cérébrales au point de vue des indications du trépan (Arch. gén. de Méd., avril 1877.)

FECHNER. — Sur le sens du temps. Rev. philos. XXII, 106.

CURTI. — L'origine du langage, id., 677.

HERZEN. — Changements de la conscience, id., 672.

WOLFF. — Recherches sur la mémoire des sons, id., 671.

RUAULT. — Le mécanisme de la suggestion mentale hypno-
tique, id., 679.

PAULHAN. — La combinaison des images consécutives, id.,
573.

BOUILLIER. — Ce que deviennent les idées, Rev. philos.
XXIII, 105.

P. JANET. — L'anesthésie systématisée et la dissociation des
phénomènes psychologiques, id. 449.

CH. RICHET. — Objet de la phychologie générale, id., 166.

PROUDFOOT BEGG. — Le développement du goût, id., 654.

SOURY. — Les fonctions du cerveau, id., 642.

ARNAULD. — La surdité verbale, id., 547.

JENDRASSIK. — De l'hypnotisme, id., 100.

POZZY DI MOMBELLO. — La mémoire organique, id., 438.

TANZI. — Les sensations de chaud et de froid, id., 434.

WUNDT. — But et voie de la psychologie ethnique, id., 546.

RICHET. — Expériences sur le cerveau des oiseaux, id., 663.

POZZI. — Art. Circonvolutions, in dict. encyclopédique.

P. BERGER. — Art. Cerveau, anatomie, id.

BALL et KRISHABER. — Art. Cerveau, pathologie, id.

RICHET. — Les réflexes psychiques. Rev. philos., mars 1888.

JANET. — Les actes inconscients et la mémoire pendant le
somnambulisme, id.

HERZEN. — Le cerveau et l'activité cérébrale, id., janvier.

B. PEREZ. — L'art chez l'enfant, id. février.

Th. RIBOT. — Les états morbides de l'attention, id.

# TABLE DES MATIÈRES

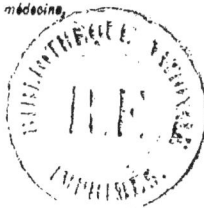

Paris. — Typ. A. PARENT, A. DAVY, succ., imp. de la Faculté de médecine,
82, rue Madame et rue Corneille, 8

181